Antivirali a base di erbe

La guida definitiva alla guarigione a base di erbe, magia, medicina, antivirali e antibiotici

Ester Mendichelli

Inoltre, le informazioni che si possono trovare all'interno delle pagine descritte qui di seguito devono essere considerate sia accurate che veritiere quando si tratta di raccontare i fatti. Come tale, qualsiasi uso, corretto o scorretto, delle informazioni fornite renderà l'editore libero da responsabilità per quanto riguarda le azioni intraprese al di fuori della sua diretta competenza. Indipendentemente da ciò, non ci sono scenari in cui l'autore originale o l'editore possono essere ritenuti responsabili in qualsiasi modo per eventuali danni o difficoltà che possono derivare da una qualsiasi delle informazioni discusse nel presente documento.

Inoltre, le informazioni contenute nelle pagine seguenti sono intese solo a scopo informativo e devono quindi essere considerate come universali. Come si addice alla sua natura, sono presentate senza garanzia della loro validità prolungata o della loro qualità provvisoria. I marchi di fabbrica che sono menzionati sono fatti senza consenso scritto e non possono in alcun modo essere considerati un'approvazione da parte del titolare del marchio.

Introduzione

Antivirale: Un agente che distrugge un virus o sopprime la sua capacità di diffusione, inibendo così il suo potenziale di propagazione e moltiplicazione.

L'amantadina (Symmetrel), per esempio, è un antivirale sintetico. Funziona inibendo la diffusione del virus A dell'influenza. Questo è stato usato per ridurre la gravità della malattia, in particolare nelle persone ad alto rischio come quelle che sono immunodepresse o in una casa di cura. L'amantadina è stata sostituita da farmaci più sani, oseltamivir (Tamiflu) e zanamivir (Relenza) con meno effetti avversi.

La tecnologia antivirale è rimasta indietro rispetto alla crescita degli antibiotici. Un virus è tutto materiale genetico, DNA o RNA, coperto da un mantello proteico forse con qualche enzima. Tecnicamente, un virus non è vivo, il che lo rende impossibile da distruggere. Inoltre, dirottando il meccanismo della cellula che invadono, i virus si riproducono (fanno copie di se stessi), ed è impossibile distruggere il virus senza distruggere la cellula. Qualsiasi virus può anche rimanere latente nel corpo senza riprodursi, impedendo così i farmaci che inibiscono la riproduzione.

In generale, gli antivirali prodotti hanno meno successo di quanto ci si aspetti. I virus possono riprodursi rapidamente, e a volte in modo sciatto, dando luogo a mutazioni che li rendono resistenti ai farmaci. E con le malattie infettive in rapido movimento come l'influenza o il raffreddore, un farmaco deve essere davvero forte per fare la differenza fino a quando non inizia la normale progressione della malattia.

I virus sono uno dei maggiori pericoli per l'uomo e per gli animali. Si uniscono all'organismo umano e guidano il metabolismo del corpo per creare copie massicce del genoma e delle proteine. Le malattie indotte da tali virus sono difficili da gestire nonostante l'aiuto dei farmaci antivirali attualmente disponibili. Quindi lo scopo di questa ricerca è stato quello di studiare le piante con attività antivirale registrata al fine di ottenere la comprensione di questi virus per un migliore controllo. L'herpes virus, il virus dell'immunodeficienza umana (HIV), il virus dell'influenza e il virus dell'epatite sono stati tra i principali virus riportati.

I principali modi di azione contro questi virus sono l'inibizione dell'ingresso del virus e la sua riproduzione nelle cellule ospiti. Le piante hanno concentrato il loro enzima trascrittasi inversa (RT) (come l'HIV) o proteasi (soprattutto contro il virus dell'epatite C) contro i virus RNA. È stato stabilito un certo numero di composti attivi che possono essere i possibili agenti antivirali per la produzione futura di farmaci.

Diverse piante sono anche sorte come aventi una forte capacità antivirale, come Allium sativum, Daucus maritimus,

Helichrysum aureonitens, Pterocaulon sphacelatum, e Quillaja saponaria. L'analisi dettagliata delle loro sostanze fitochimiche e della loro modalità d'azione contro questi virus aiuterà a controllare meglio i virus pericolosi nel loro insieme.

La medicina moderna e complementare (T&CM) è uno strumento di salute significativo e talvolta trascurato con molti usi, in particolare nella prevenzione e nel controllo delle malattie croniche legate allo stile di vita e nell'affrontare i bisogni di salute delle popolazioni che invecchiano.

La maggior parte delle nazioni sta cercando di aumentare la disponibilità di servizi sanitari critici in un periodo in cui le richieste di cura dei pazienti sono in aumento, i prezzi crescono e la maggior parte delle spese ristagnano o vengono tagliate. L'interesse per la T&CM sta vivendo una rinascita, nonostante i complessi problemi di salute del 21° secolo.

Il monitoraggio dei modelli di salute è una caratteristica centrale dell'Organizzazione Mondiale della Sanità (OMS) ed è essenziale per aiutare i paesi a sviluppare politiche e strategie d'azione basate sull'evidenza. La ricerca esplora i progressi significativi nella T&CM negli ultimi due decenni e si concentra sui rapporti di 179 Stati membri dell'Organizzazione Mondiale della Sanità. Dimostra chiaramente che il numero di paesi accetta la posizione della T&CM nei loro sistemi sanitari nazionali. Per cominciare, nel 2018 98 Stati membri avevano stabilito una legislazione nazionale sulla T&CM, 109 avevano introdotto leggi o regolamenti nazionali sulla T&CM e 124 avevano adottato regolamenti sulle erbe medicinali.

I paesi che cercano di combinare il meglio della T&CM e della medicina tradizionale faranno bene non solo a guardare le numerose lacune tra i due programmi, ma anche i modi in cui entrambi si intersecano per risolvere meglio i problemi sanitari speciali del 21° secolo. La medicina tradizionale in un futuro perfetto dovrebbe essere una scelta fornita da una rete sanitaria ben funzionante e centrata sulla persona che combina il trattamento curativo con le cure preventive.

L'OMS è a metà strada nell'adozione del piano 2014-2023 per la medicina convenzionale al momento? La nostra enfasi principale è la creazione di linee guida, orientamenti e documentazione professionale basata su prove e dati accurati, assistendo gli Stati membri nella fornitura di programmi di T&CM sicuri, formati ed efficienti e la loro sufficiente incorporazione nei sistemi sanitari per raggiungere la copertura sanitaria universale e gli obiettivi di sviluppo sostenibile.

Capitolo uno
Circa l'antivirale a base di erbe

In termini piuttosto generali, la parola 'agenti antivirali' è stata descritta come sostanze diverse da un virus o da un vaccino o da un anticorpo particolare che possono creare un effetto preventivo o terapeutico a beneficio diretto osservabile dell'ospite infettato dal virus. Il rimedio a base di erbe ha una lunga storia convenzionale e la loro ampia finestra terapeutica di effetti collaterali insoliti è il principale vantaggio rispetto alle altre medicine.

Ci sono molti svantaggi dei prodotti di sintesi, come la finestra di trattamento limitata e, più specificamente, i molteplici effetti collaterali dannosi che si presentano molto frequentemente. A causa di questi svantaggi e altre debolezze c'è un movimento crescente nella scienza per esplorare nuove e preziose medicine dipendenti da varie formulazioni a base di erbe.

Mentre i beni naturali sono stati utilizzati dall'umanità fin dai tempi antichi, il lavoro sulle medicine alternative e l'uso medicinale dei prodotti naturali, in particolare quelli estratti dalle piante, è aumentato solo negli ultimi decenni. Le piante sintetizzano e conservano una serie di composti biochimici, molti dei quali possono essere derivati e utilizzati per studi scientifici specifici. Le piante medicinali hanno quindi dimostrato di essere un rifugio significativo in molte culture per la diagnosi di malattie e malesseri da parte dei guaritori convenzionali.

Le infezioni virali sono responsabili in tutto il mondo della maggiore morbilità e mortalità. Le malattie virali infettive tendono a presentare un pericolo significativo per la salute pubblica e rimangono una grande preoccupazione in tutto il mondo - Una varietà di casi di malattie virali sono stati registrati da varie regioni del mondo, compresa l'India - L'assenza di una terapia appropriata per le malattie virali e la limitata efficacia terapeutica della maggior parte dei farmaci hanno contribuito a fare affidamento sui vaccini come misure preventive - Oggi, i farmaci convenzionali vengono rivalutati per la loro capacità terapeutica da progetti di sviluppo completi - Le piante medicinali sono state utilizzate fin dai tempi antichi nei sistemi sanitari occidentali e sono ora la fonte più significativa di assistenza sanitaria per la stragrande maggioranza della popolazione mondiale. Si prevede che il 70-80 per cento delle persone in tutto il mondo dipendano dalla medicina convenzionale a base di erbe per soddisfare i loro bisogni di assistenza sanitaria primaria. A livello globale, milioni di persone dipendono dalle piante medicinali non solo per il trattamento sanitario primario, ma anche per generare reddito e migliorare i mezzi di sussistenza 5. L'India ha un ricco patrimonio culturale nel campo delle medicine tradizionali e consiste di due sistemi di trattamento, cioè i sistemi Ayurvedico e Unani 6. L'esperienza etno-farmacologica dell'uso della medicina tradizionale a base di erbe è diventata una preziosa fonte di informazioni e si è dimostrata molto efficace nel rilevamento di sostanze bioattive, in particolare rispetto all'approccio standard di screening casuale di grandi volumi 7. In tutto il mondo, numerosi schemi di medicina convenzionale hanno come base le formule di erbe 8. Molti di essi, tra cui il metodo tibetano, rimangono centralizzati in un paese o in una zona, mentre altri, tra cui i sistemi ayurvedico e cinese, stanno guadagnando importanza e vengono gradualmente utilizzati in varie parti del mondo 9. Affinché una pianta sia considerata una pianta medicinale, è essenziale che la sua attività biologica sia registrata etanobotanicamente o scientificamente identificata 10. Ci sono numerose piante medicinali nel sistema Ayurveda che comprendono forme specifiche di composti chimici che possono servire come fonte di numerosi agenti terapeutici per curare le malattie legate alla salute pubblica 9. Mentre il campo delle medicine a base di erbe o possiamo affermare che il campo dell'Ayurveda ha enormi opportunità nelle scienze mediche di oggi e detiene anche promesse per il futuro, ha anche i suoi limiti, come tutte le formulazioni a base di erbe essenzialmente si basano sulla disponibilità del contenuto della pianta che dipende direttamente o indirettamente su diversi fatti Antivirali: Una soluzione naturale Medicina naturale antivirale: Un'introduzione La parola 'agenti antivirali' è stata descritta in termini molto ampi come sostanze diverse da un virus o da vaccini contenenti virus o anticorpi unici che possono creare un impatto preventivo o terapeutico a diretto beneficio osservabile dell'ospite infettato dal virus.

I prodotti erboristici sono considerati uno dei campi di interesse più significativi delle strutture mediche convenzionali in tutto il mondo. L'uomo si affida esclusivamente alle piante e ai prodotti vegetali esplicitamente per i suoi bisogni essenziali come cibo, vestiti e riparo e indirettamente per il loro benefico effetto climatico e la conservazione del suo ecosistema immediato e remoto, rendendo le piante cruciali per la sua vita e il fondamento della sua esistenza continua.

Nel 1978, l'Organizzazione Mondiale della Sanità (OMS) ha sottolineato l'importanza dello studio medico sulla medicina erboristica e da allora, i paesi in via di sviluppo di tutto il mondo hanno iniziato progetti di sperimentazione per dimostrare scientificamente il potenziale terapeutico delle loro piante medicinali naturali al fine di riconoscerle come un'estensione alla lista OMS dei "farmaci necessari" come praticabile. Le piante medicinali hanno avuto ultimamente un ruolo significativo come origine primaria dello sviluppo dei farmaci, indipendentemente dalle loro categorie classificate - erba, arbusto o frutto. L'uso delle droghe convenzionali per le loro proprietà medicinali non è oggi limitato ai soli paesi sviluppati.

Secondo uno studio pubblicato dall'OMS, quasi l'80% delle persone che risiedono nelle zone rurali si affidano alle piante medicinali come metodo primario di assistenza sanitaria e le loro attività si concentrano esclusivamente sull'esperienza dell'uso delle piante medicinali convenzionali14. Secondo uno studio della FAO, almeno il 25% delle medicine usate nella farmacopea convenzionale sono prodotte da prodotti vegetali e molte altre medicine (analoghi sintetici) sono basate su composti campione isolati dalle piante. I progetti di scoperta di farmaci dell'industria farmaceutica giocano un ruolo significativo nei beni naturali, perché più del 50 per cento di tutti i nuovi farmaci su prescrizione provengono da fonti naturali.

Alcune delle proprietà antivirali delle piante medicinali contro diversi virus sono documentate in vari studi. La maggior parte delle malattie infettive sono anche un grande rischio per le persone, che ancora scatenano la morte. Storicamente, le malattie letali hanno scatenato pandemie mondiali. Oggi c'è un pericolo molto maggiore di trasmissione di virus attraverso i continenti e le nazioni.

Sono difficili da monitorare a causa degli effetti biochimici dei virus, quindi ci sono ancora pochi farmaci per la gestione delle malattie virali. Le malattie virali sono state considerate intrattabili alla chemioterapia antivirale mirata per diversi anni, poiché si credeva che il processo replicativo del virus fosse così strettamente intrecciato con la replicazione cellulare naturale che qualsiasi sforzo per inibire la riproduzione del virus sarà sempre destinato a distruggere (o danneggiare gravemente) la cellula non infetta.

Gli agenti sintetici per la gestione delle infezioni virali si rivelano spesso insoddisfacenti e limitati a causa della piccola portata operativa, della ridotta capacità clinica, della tossicità e dei ceppi virali resistenti. Con l'elucidazione degli eventi virus-specifici come bersagli per l'aggressione chemioterapica e l'emergere di una varietà di farmaci antivirali efficaci, è stato abbondantemente evidente che la chemioterapia mirata alla replicazione dei virus può essere fatta e che la trasmissione dei virus può essere bloccata senza effetti deleteri sull'ospite.

Il processo di replicazione virale può essere approssimativamente diviso in 10 fasi: adsorbimento della cellula virale (legame, attaccamento), fusione della cellula virale (ingresso, penetrazione), disaccoppiamento (decapsidazione), trascrizione precoce e traduzione precoce, replicazione del genoma virale, trascrizione tardiva, traduzione tardiva, assemblaggio del virus e rilascio. Molte di queste misure possono essere usate come obiettivi per l'azione della chemioterapia.

L'involucro virale e le proteine di membrana sono i bersagli principali per le formulazioni antivirali. L'involucro virale è una scelta ragionevole per la chemioterapia antivirale nel caso dei virus avvolti, in quanto la sua rimozione lascia il virus suscettibile di replicazione e permette la comunicabilità del virus meno fattibile.

Gli antivirali ad ampio spettro prendono di mira il tasso di eventi del ciclo di replicazione virale come la glicosilazione della proteina avvolgente, l'elaborazione e il ripiegamento, o la fusione della membrana cellulare virale attraverso lo uncoating virale o l'assemblaggio.

Gli acidi nucleici virali sono stati un altro obiettivo significativo per la produzione di formulazioni antivirali. Gli antivirali virus-specifici mirano ad attività codificate dal virus (enzimi) come la polimerasi o la proteasi virale e questi agenti hanno tipicamente forti indici terapeutici (TI) (100 - 1000).

Questo metodo contribuisce allo sviluppo di progenie del virus con acidi nucleici difettosi che sarebbero disfunzionali o fornirebbero codifiche nonsense per proteine/enzimi virali, e quindi inibiranno la virulenza del virus risultante. Il rovescio della medaglia della loro forte specificità, tuttavia, è una rapida transizione del virus al farmaco e la successiva produzione di tolleranza al farmaco a causa dell'accumulo di mutazioni. Anche se gli antivirali ad ampio spettro sono meno inclini a stabilire resistenza ai farmaci, la loro efficacia è tipicamente un compromesso tra citotossicità e risultati antivirali.

I principali obiettivi dei farmaci antivirali sono stati storicamente gli analoghi nucleosidici e altri composti organici. L'uso di farmaci antivirali sintetici è sempre insoddisfacente e limitato. Dopo la diagnosi, emergono virus mutati immuni agli attuali agenti antivirali, o tali agenti possono causare effetti collaterali o tossici oltre al loro alto costo.

Farmaci antivirali a base di erbe Nuovi composti con attività antivirale sono urgentemente richiesti, poiché il trattamento delle infezioni virali con i farmaci antivirali esistenti è spesso insoddisfacente a causa del problema della tolleranza virale accoppiato al problema della persistenza virale e dell'efficacia contraddittoria delle infezioni croniche dei pazienti con compromissione immunitaria.

L'analisi di bio-prospezione delle risorse naturali può essere eseguita in due direzioni. In secondo luogo, il processo classico comprende soluzioni di cause fitochimiche, serendipità e campionamento spontaneo. In secondo luogo, dipende dalla conoscenza e dalle pratiche convenzionali o dall'etno-farmacologia che fornisce un approccio alternativo alla scoperta di agenti antivirali, cioè l'analisi delle piante medicinali con un background di uso convenzionale come fonte potenziale di sostanze con attività farmacologica e biologica significativa.

I prodotti naturali continuano ad essere una fonte significativa di sostanze biologicamente attive, specialmente per il trattamento delle malattie infettive[1]. Le piante inferiori fungeranno da importanti fonti di nuove tecnologie per gli antivirali. Il comportamento antivirale è stato visto in una varietà di composti isolati da varie piante superiori. Gli esempi includono tannini, flavoni, alcaloidi che hanno mostrato un'azione in vitro contro vari virus.

È stato proposto che la selezione delle piante incentrata su criteri etno-medici fornisca un tasso di impatto più elevato rispetto ai programmi generici di screening dei prodotti sintetici. L'uso delle piante in medicina è abbastanza antico. Gli scritti notano che l'uso della fitoterapia è antico quanto il 4000-5000 a.C. Eppure i cinesi usavano le medicine naturali a base di erbe solo come articoli medici.

Tuttavia, in India, le più antiche testimonianze sull'uso delle piante come medicina si trovano nel Rigveda, che si dice sia stato pubblicato tra il 3500 e il 1600 a.C. Le proprietà e gli usi terapeutici delle piante medicinali sono stati successivamente studiati in profondità e documentati empiricamente dagli antichi medici dell'Ayurveda (un sistema di medicina indigena) ed è una pietra miliare della scienza medica antica in India.

Le piante erano usate come rimedi popolari, e per decenni, la letteratura etno-botanica ha definito l'uso di estratti di piante, infusi e polveri per malattie ora considerate di origine virale.

Mentre i beni naturali sono stati utilizzati dall'umanità fin dai tempi antichi, la ricerca sulle medicine tradizionali e l'uso medicinale dei prodotti naturali, in particolare quelli estratti dalle piante, è aumentata solo negli ultimi decenni. Le formulazioni a base di erbe sono talvolta utilizzate nelle procedure mediche umane e veterinarie non solo nelle aree rurali dei paesi in via di sviluppo, ma anche nei paesi industrializzati. Di conseguenza, numerosi esperimenti sull'azione antivirale contro i virus sia animali che umani sono stati condotti in tutti i continenti.

La medicina tradizionale contiene conoscenze e descrive un deposito di farmaci o composti farmacologicamente attivi. Le piante sintetizzano e conservano una serie di composti biochimici, che possono essere elaborati e utilizzati per vari studi scientifici. Queste sostanze fitochimiche, che coinvolgono metaboliti principali e secondari, hanno innumerevoli vantaggi per gli esseri umani, utilizzati come pesticidi naturali, aromi, profumi, sostanze a base di erbe, tessuti e bevande. Anche se la distribuzione dei metaboliti secondari è limitata, cioè a una specie di pianta o a una comunità tassonomicamente simile di specie, i metaboliti primari sono presenti nel dominio delle piante.

Il metabolita principale serve come fonte di sostanze bioattive impiegate come prodotti farmaceutici. Le piante medicinali sono spesso abbondanti negli oli essenziali terapeuticamente significativi. Le piante medicinali hanno quindi dimostrato di essere un rifugio significativo in molte culture per la diagnosi delle malattie e dei malanni da parte dei guaritori convenzionali.

Vantaggi dei farmaci a base di erbe

La grande prescrizione di medicine a base di erbe è attribuita principalmente alla loro potenza, ai minori effetti collaterali e alla spesa abbastanza bassa. Anche le applicazioni benefiche delle piante medicinali in varie condizioni hanno un ulteriore vantaggio significativo della loro semplice fornitura e quindi i professionisti della medicina convenzionale usano ampiamente le piante medicinali nella loro pratica quotidiana.

Secondo uno studio dell'Organizzazione Mondiale della Sanità (OMS) (1993), gli operatori del metodo della medicina convenzionale in India curano circa l'80% dei pazienti, in Birmania l'85% e in Bangladesh il 90%.

Le piante medicinali indiane utilizzate nei sistemi medici convenzionali sono utili per il controllo efficace di numerose condizioni patologiche come l'asma bronchiale, la febbre persistente, l'influenza, la tosse, la malaria, la dissenteria, l'epilessia, il diabete, la diarrea, l'artrite, la sindrome emetica, i disturbi della pelle, il morso di insetti e anche per la diagnosi della citotossicità gastrica, epatica, cardiovascolare e antivirale dei fitochimici L'analisi della citotossicità è molto rilevante e una parte essenziale del lavoro che include la scoperta di farmaci antivirali innovativi e attivi. Si deve dimostrare che una nuova formulazione con un'efficace attività antivirale non ha conseguenze tossiche e i saggi di citotossicità in un ambiente di coltura cellulare accettabile sono solo una parte della fase primaria in questa direzione.

Specifici principi attivi vegetali con solventi appropriati devono essere rimossi per la lavorazione. Il trattamento delle cellule con tali sostanze fitochimiche può contribuire a una varietà di destini cellulari. Le cellule possono subire una necrosi, in cui perdono l'integrità della membrana e muoiono rapidamente come conseguenza della lisi cellulare. Le cellule possono deliberatamente evitare di svilupparsi e dividersi (una riduzione della vitalità cellulare), oppure possono causare un programma genetico di morte cellulare regolata (apoptosi).

Le cellule in necrosi di solito mostrano un rigonfiamento accelerato, perdono l'integrità della membrana, arrestano il metabolismo e rilasciano il contenuto nell'atmosfera. Le cellule che subiscono una rapida necrosi in vitro possono non avere tempo o risorse adeguate per attivare il macchinario apoptotico, e non esprimono marcatori apoptotici.

L'apoptosi è contrassegnata da eventi citologici e molecolari ben definiti che comportano una riduzione dell'indice di rifrazione cellulare, una contrazione citoplasmatica, una condensazione nucleare e la scissione del DNA in frammenti regolarmente formati. Le cellule che sono esposte all'apoptosi in cultura, alla fine sperimentano una necrosi secondaria. Possiamo arrestare il metabolismo, la perdita di integrità della membrana e la lisi Una varietà di approcci sono stati stabiliti negli ultimi anni per ricercare la vitalità e la proliferazione delle cellule in coltura cellulare. I saggi colorimetrici e quelli dipendenti dalla luminescenza permettono di calcolare i campioni direttamente sulla piastra utilizzando un lettore di piastre o un lettore di piastre ELISA per microtitoli.

Sono stati sviluppati saggi di citotossicità che utilizzano parametri specifici coerenti con la morte e la proliferazione cellulare32. Valutare la stabilità delle membrane cellulari è uno dei metodi più comuni per valutare la vitalità cellulare e risultati citotossici. Composti che hanno effetti citotossici a volte mettere in pericolo la sicurezza della membrana cellulare. Coloranti vitali come trypan blu o ioduro di propidio sono solitamente rimossi dall'interno delle cellule sane; Tuttavia, se la membrana cellulare è stata violata, la membrana e i componenti intracellulari macchia sono facilmente attraversati.

In alternativa, la stabilità della membrana può essere misurata controllando il movimento dei composti all'interno delle cellule che di solito sono sequestrati verso l'esterno. Una molecola ampiamente calcolata è la lattato deidrogenasi (LDH).

Un enzima citoplasmatico sano presente in tutte le cellule è la lattato deidrogenasi (LDH). Viene rapidamente rilasciato nel surnatante della coltura cellulare al momento della lesione della membrana plasmatica. In uno studio enzimatico si calcola la funzione della LDH. Il primo passo è quello di minimizzare NAD+ a NADH / H+ attraverso la conversione catalizzata del lattato della LDH in piruvato. Il catalizzatore (diaforasi) converte H / H+ da NADH / H+ al sale di tetrazolio 2-(4-iodofenil)-3-(4-nitrofenil)-5-feniltetrazolio (INT), che viene ridotto a formazan32 rosso in una seconda fase. Sono stati stabiliti dei biomarcatori per la proteasi che permettono ai ricercatori di misurare il numero relativo di cellule vive e morte all'interno della stessa popolazione cellulare. La proteasi delle cellule vive è coinvolta solo nelle cellule che hanno una membrana cellulare stabile e perdono la funzione se la cellula viene interrotta e la proteasi è esposta al mondo esterno.

La proteasi a cellule morte non può raggiungere la membrana delle cellule e può essere testata nei mezzi di coltura solo dopo che le cellule hanno perso l'integrità delle membrane. Il test MTT o MTS può anche essere usato per tracciare la citotossicità. Utilizzando una reazione colorimetrica questo esperimento testa il potenziale di riduzione della cellula. Le cellule vitali dovrebbero abbassare l'MTS insensibile a una formazan colorata. Anche le cellule metabolicamente attive sollevano i sali di tetrazolio. Pertanto, è necessario ridurre al minimo il bromuro di 3-(4, 5-dimetiltiazolo-2-ile)-2, 5-difeniltetrazolio (MTT) a una formazan viola. È stato anche creato un saggio simile basato sul redox usando il colorante fluorescente, la resazurina. Oltre a usare coloranti che segnalano la capacità redox delle cellule che tracciano la loro vitalità, i ricercatori hanno stabilito saggi che usano il contenuto di ATP come marcatore di vitalità.

In un test bioluminescente si può calcolare l'adenosina trifosfato (ATP) che si trova in tutte le cellule metabolicamente attive. Il metodo bioluminescente utilizza un enzima, la luciferasi, che catalizza la formazione di luce da ATP e luciferina. La luminosità emessa è linearmente correlata alla produzione di ATP.

In precedenza, il rosso benigno (3-amino-m-dimetilammino-2-metilfenazina cloridrato) è stato utilizzato per classificare le cellule essenziali nelle culture. Questo esperimento quantifica la quantità di cellule sane e non danneggiate dopo che sono state sottoposte a sostanze tossiche; si concentra sull'ingestione e la conseguente deposizione lisosomiale del colorante rosso neutro supravital. È stato dimostrato che la quantificazione del colorante derivato dalle cellule è continua con le quantità di cellule, sia con la conta diretta delle cellule che con la determinazione delle proteine della popolazione cellulare.

Una volta che le cellule crescono su elettrodi a film d'oro, un metodo senza etichetta per tracciare la reazione citotossica delle

cellule animali aderenti in tempo reale si basa su misure di
impedenza elettrica. Tale tecnica è chiamata rilevamento
dell'impedenza attraverso substrati cellulari elettrici (ECIS). Le
tecniche senza etichetta in tempo reale hanno una cinetica di
reazione citotossica invece che solo uno sguardo come altri saggi
colorimetrici endpoint

I fatti chiave sui virus emergenti

Un virus è un piccolo parassita che non può riprodursi da solo.
Una volta che infetta una cellula suscettibile, tuttavia, un virus
può dirigere il macchinario cellulare a produrre altri virus. La
maggior parte dei virus ha RNA o DNA come materiale genetico.
L'acido nucleico può essere a singolo o doppio filamento.
L'intera particella virale infettiva, chiamata virione, consiste
nell'acido nucleico e in un guscio esterno di proteine. I virus più
semplici contengono solo abbastanza RNA o DNA per codificare
quattro proteine. I più complessi possono codificare 100 - 200
proteine.

Un virus è un piccolo agente infettivo che si replica solo
all'interno delle cellule viventi di un organismo. I virus possono
infettare tutti i tipi di forme di vita, dagli animali e le piante ai
microrganismi, compresi i batteri e gli archei.

Dal 1892 che descrive un patogeno non batterico che infetta le piante di tabacco, e la scoperta del virus del mosaico del tabacco da parte di Martinus Beijerinck nel 1898, circa 5.000 specie di virus sono state descritte in dettaglio, dei milioni di tipi di virus presenti nell'ambiente. I virus si trovano in quasi tutti gli ecosistemi della Terra e sono il tipo di entità biologica più numerosa. Lo studio dei virus è noto come virologia, una sottospecialità della microbiologia.

Quando non sono all'interno di una cellula infetta o nel processo di infettare una cellula, i virus esistono sotto forma di particelle indipendenti, o virioni, che consistono in:

(i)   Il materiale genetico, cioè lunghe molecole di DNA o RNA che codificano la struttura delle proteine con cui il virus agisce;

(ii)   Un mantello proteico, il capside, che circonda e protegge il materiale genetico; e in alcuni casi

(iii)   Un involucro esterno di lipidi. Le forme di queste particelle virali vanno da semplici forme elicoidali e icosaedriche a strutture più complesse. La maggior parte delle specie di virus hanno virioni troppo piccoli per essere visti con un microscopio ottico, circa un centesimo delle dimensioni della maggior parte dei batteri.

Le origini dei virus nella storia evolutiva della vita non sono chiare: alcuni potrebbero essersi evoluti dai plasmidi - pezzi di DNA che possono muoversi tra le cellule - mentre altri potrebbero essersi evoluti dai batteri. Nell'evoluzione, i virus sono un importante mezzo di trasferimento genico orizzontale, che aumenta la diversità genetica in modo analogo alla riproduzione sessuale. I virus sono considerati da alcuni come una forma di vita, perché portano materiale genetico, si riproducono e si evolvono attraverso la selezione naturale, anche se mancano di caratteristiche chiave (come la struttura cellulare) che sono generalmente considerate necessarie per contare come vita. Poiché possiedono alcune ma non tutte queste qualità, i virus sono stati descritti come "organismi ai margini della vita" e come replicatori.

I virus si diffondono in molti modi. Una via di trasmissione è attraverso organismi portatori di malattie noti come vettori: per esempio, i virus sono spesso trasmessi da pianta a pianta da insetti che si nutrono della linfa delle piante, come gli afidi; e i virus negli animali possono essere trasportati da insetti succhiasangue. I virus dell'influenza si diffondono con la tosse e gli starnuti. Norovirus e rotavirus, cause comuni di gastroenterite virale, si trasmettono per via oro-fecale, passando per contatto ed entrando nel corpo con cibo o acqua. L'HIV è uno dei diversi virus trasmessi attraverso il contatto sessuale e l'esposizione a sangue infetto. La varietà di cellule ospiti che un virus può infettare è chiamata "gamma di ospiti". Questo può essere stretto, nel senso che un virus è in grado di infettare poche specie, o ampio, nel senso che è in grado di infettarne molte.

Le infezioni virali negli animali provocano una risposta immunitaria che di solito elimina il virus infettante. Le risposte immunitarie possono anche essere prodotte dai vaccini, che conferiscono un'immunità acquisita artificialmente all'infezione virale specifica. Alcuni virus, tra cui l'HIV che causa l'AIDS, l'HPV e l'epatite virale, eludono queste risposte immunitarie e danno luogo a infezioni croniche. Sono stati sviluppati diversi farmaci antivirali.

Lo studio dei virus vegetali ha ispirato alcuni dei primi esperimenti di biologia molecolare. Nel 1935, Wendell Stanley purificò e cristallizzò parzialmente il virus del mosaico del tabacco (TMV); altri virus vegetali furono cristallizzati poco dopo. Le proteine pure erano state cristallizzate solo poco tempo prima del lavoro di Stanley, ed era considerato molto sorprendente all'epoca che un organismo replicante potesse essere cristallizzato.

Una ricchezza di ricerche successive con virus batterici e virus animali ha fornito una comprensione dettagliata della struttura virale, e le cellule infettate dai virus si sono dimostrate estremamente utili come sistemi modello per lo studio degli aspetti fondamentali della biologia cellulare. In molti casi, i virus del DNA utilizzano enzimi cellulari per la sintesi dei loro genomi di DNA e mRNA; tutti i virus utilizzano normali ribosomi cellulari, tRNA e fattori di traduzione per la sintesi delle loro proteine.

La maggior parte dei virus comman-deriva il macchinario cellulare per la sintesi macromolecolare durante la fase tardiva dell'infezione, dirigendolo a sintetizzare grandi quantità di un piccolo numero di mRNA e proteine virali invece delle migliaia di macromolecole cellulari normali. Per esempio, le cellule animali infettate dal virus dell'influenza o della stomatite vescicolare sintetizzano solo uno o due tipi di glicoproteine, che sono codificate dai geni virali, mentre le cellule non infette producono centinaia di glicoproteine.

Tali cellule infettate da virus sono state ampiamente utilizzate negli studi sulla sintesi delle glicoproteine della superficie cellulare. Allo stesso modo, molte informazioni sul meccanismo di replicazione del DNA sono venute da studi con cellule batteriche e cellule animali infettate con semplici virus del DNA, poiché questi virus dipendono quasi interamente dalle proteine cellulari per replicare il loro DNA. I virus spesso esprimono anche proteine che modificano i processi della cellula ospite in modo da massimizzare la replicazione virale.

Per esempio, i ruoli di certi fattori cellulari nell'avvio della sintesi proteica sono stati rivelati perché le proteine virali interrompono la loro azione. Infine, quando certi geni portati da virus cancerogeni si integrano nei cromosomi di una cellula animale normale, la cellula normale può essere convertita in una cellula cancerogena.

Poiché molti virus possono infettare un gran numero di tipi di cellule diverse, i virus geneticamente modificati sono spesso usati per portare il DNA estraneo in una cellula. Questo approccio fornisce la base per una lista crescente di trattamenti sperimentali di terapia genica. A causa dell'ampio uso dei virus nella ricerca in biologia cellulare e del loro potenziale come agenti terapeutici, in questa sezione descriviamo gli aspetti fondamentali della struttura e della funzione virale.

Come funzionano le erbe antivirali

È facile saltare alla supposizione, ogni volta che sentiamo la parola antivirale, che funzionano come gli antibiotici su prescrizione. In altri termini, si prendono farmaci per distruggere i batteri se si ha un'infezione. Tuttavia, gli antivirali naturali non funzionano così. Inoltre, non possono letteralmente funzionare come i farmaci.

Facciamo un passo indietro e vediamo la differenza tra un virus e un batterio. I batteri sono organismi viventi che hanno una parete cellulare e si presentano in vari modi. I batteri lavorano strettamente collegati alle piante e al bestiame. Quando sintetizzano la vitamina B12 nella catena alimentare, quasi tutta l'attività animale sulla terra si basa sui batteri.

Abbiamo miliardi di microbi sani, come dici tu, vivono anche nelle nostre budella! Qualsiasi batterio, tuttavia, può causare malattie infettive che possono essere gestite con antibiotici o antimicrobici a base di erbe.

I virus restano comunque al limite della sopravvivenza. Non hanno una membrana cellulare, non possono moltiplicarsi da soli e hanno bisogno di una cellula ospite per duplicarsi. Se si ha un'infezione virale, le cellule sono state infettate dai virus. È difficile gestire un'infezione virale perché il virus si replica dall'interno delle vostre cellule. Ciò che gli antivirali a base di erbe possono fare, invece di distruggere le cellule virali, è impedire al virus di legarsi alle vostre pareti cellulari o prevenire la replicazione del virus finché non entra nelle vostre cellule. Questo aiuto a base di erbe darà poi il sopravvento al sistema digestivo per pulire il resto dell'infezione.

Come facciamo a sapere se un'erba è antivirale
In passato, non avevamo i mezzi microscopici per differenziare le cause delle varie malattie. Qualsiasi cosa scatenata da un virus non era automaticamente distinta da qualsiasi cosa causata da batteri. Utilizzando gli ultimi metodi di analisi microscopica e

genetica dei ricercatori, abbiamo una grande conoscenza delle varie forme di agenti patogeni che possono indurre infezioni.

Tuttavia, abbiamo applicazioni erboristiche comuni e conoscenze erboristiche cumulative dal lontano passato al presente per giustificare l'uso di una varietà di erbe nelle infezioni virali. Gli erboristi di tutto il mondo, per esempio, accetteranno generalmente che il fiore di sambuco sia utile per assistere un corpo con un'influenza accompagnata da febbre. Un metodo comune per accertare che un farmaco è antivirale è quello di verificarlo in laboratorio contro le cellule virali.

Tali studi sono etichettati "in vitro", che non indica in un organismo vivente. I ricercatori iniettano estratti medicinali in virus in un piatto di coltura utilizzando una serie di tecniche, e poi esaminano gli effetti. Questa forma di ricerca potrebbe mostrarci alcuni dei modi in cui le erbe funzionano. Gli esperimenti in vitro o le ricerche che utilizzano costituenti indipendenti delle piante non sono necessariamente negativi. Il problema sorge quando usiamo certi esperimenti per saltare a conclusioni che lo studio non avalla.

Per esempio, se c'è un test in vitro usando un estratto isolato da una pianta che dimostra risultati promettenti, girarsi e dire che l'intera erba avrà gli stessi risultati quando viene usata in un essere umano è ingannevole. Ci sono molte spiegazioni per cui potremmo non essere in grado di ottenere l'erba ad un dosaggio sufficientemente alto nel corpo umano per avere gli effetti desiderati, come il metabolismo accelerato del corpo, la possibile tossicità di alte concentrazioni di erbe, o semplicemente perché non si può effettivamente ottenere abbastanza erba nell'individuo per avere l'effetto desiderato. In sintesi, se vedete affermazioni riguardanti l'attività antivirale di una pianta, ecco alcuni modi per valutare criticamente le informazioni:

Qual è la base dell'affermazione antivirale

(Uso tradizionale? Uso contemporaneo? Ricerca?) C'è stato qualche tipo di studio? È un test in vivo, una ricerca sperimentale o un esperimento clinico per gli esseri umani? Quale parte dell'erba è stata usata? Di chi è stata usata l'erba? (Nota: ingredienti estratti, estratti di metanolo velenosi o oli essenziali sono talvolta usati in tali esperimenti. Tali formulazioni non sono piante intere e sono talvolta pericolose o difficili da produrre in casa). Spesso i test in vitro convalidano ciò che già crediamo sull'erba grazie alle nostre conoscenze.

Anche se capire cosa ci può dire la ricerca è significativo, non è l'unica cosa che impariamo sulle erbe. Rispetto alla ricerca in vitro, gli esperimenti clinici umani in vivo (in un essere vivente) testano l'efficacia delle piante rispetto alle infezioni virali.

Ci sono anche prove sperimentali in vivo, ma dato che sono per lo più illegali, ecco la descrizione di un esperimento clinico in vivo. La ricerca ha seguito 312 passeggeri di compagnie aeree in viaggio oltreoceano dall'Australia. La metà ha ricevuto un trattamento a base di sambuco (Sambucus nigra) e l'altra metà ha ricevuto un placebo (medicina artificiale innocua).

Le persone che hanno preso il placebo durante il viaggio hanno riportato significativamente più raffreddori o incidenti influenzali di quelli che hanno preso il sambuco. Più specificamente, coloro che hanno preso il sambuco e hanno avuto un raffreddore hanno mostrato una sostanziale diminuzione della durata e della frequenza del raffreddore rispetto a coloro che lo hanno rifiutato.

Le erbe vanno oltre l'antivirale e, come è sempre il caso, le erbe non fanno mai solo un aspetto. Molte erbe con attività antivirale possono modulare o migliorare anche il sistema immunitario. Questo è davvero un bene! E quando pensiamo a qualche forma di malattia, il migliore e peggiore giocatore in campo è il tuo sistema immunitario, quindi vuoi proteggerlo e dipendere da esso il più possibile.

Usare le erbe per respingere un assalto virale è solo un esempio dell'uso delle erbe per uccidere un virus. Daremo al sistema immunitario una mano di supporto nei suoi sforzi in diversi aspetti. Quando si tratta di malattie delle vie respiratorie superiori, ci sono molte forme di cui potremmo parlare utilizzando le erbe: 1. Prevenzione Diverse erbe possono modulare il sistema immunitario, o migliorarlo. L'uso di tali erbe immunomodulanti durante una malattia (o a volte all'inizio di una malattia) ridurrà la durata di una malattia o addirittura la eviterà.

Tutti accetteranno che è la decisione giusta per non essere infettati per primi! Ecco perché gli erboristi si divertono a promuovere le erbe che creano e nutrono il sistema immunitario, come l'astragalo (Astragalus spp.) e i funghi medicinali, per molto tempo.

Le osservazioni di molti erboristi suggeriscono che nutrire il sistema immunitario aiuterà ad evitare le malattie, e questo è particolarmente utile per le persone che sono costantemente sovraccariche di lavoro o depresse.

2. La maggior parte dei farmaci da banco per il raffreddore e l'influenza cercano di alleviare alcuni o più effetti, soprattutto inibendo le normali difese del corpo. I sintomi sono la reazione del corpo all'agente patogeno virale - evitare tali sintomi può anche ridurre la nostra capacità di guarire.

Per cominciare, se hai molta tosse, potresti prendere un decongestionante per asciugarti. Questo è fastidioso, dato che il muco è una componente vitale del sistema immunitario che lavora fuori dal corpo per circondare e rimuovere gli agenti patogeni. Oppure, se hai la tosse, potresti prendere un farmaco o una medicina correlata per diminuire la temperatura artificialmente.

Anche questo è inefficace, perché la febbre è uno sforzo del tuo corpo per liberare il tuo corpo dai batteri attaccanti che sono inclini alle alte temperature. Oppure, se hai la tosse, potresti prendere un farmaco per sopprimere la tosse. Potresti scoprire che sarebbe una cattiva cosa trattenere tutto il muco nella gola e nei polmoni, che potrebbe anche contribuire a gravi complicazioni come la tosse, la bronchite o la polmonite.

La linea di fondo è che non vogliamo interrompere tali processi critici fino a quando i segni sono gravi. Le erbe eccellono specialmente quando sono usate per aiutare il sistema immunitario, piuttosto che tentare di inibirlo. Si otterrà un certo rilassamento sintomatico con le erbe mentre si aiuta il recupero e si accorcia la durata della malattia.

Per cominciare, se hai molta tosse che è appiccicosa e intrappolata, puoi prendere delle erbe che levigano il muco e ti aiutano a rimuoverlo. L'effetto è che non asciughi molto bene le tue mucose, quindi mantieni le normali difese del tuo corpo (il muco), pur permettendo al tuo corpo di rimuovere il gunk (termine tecnico!).

Se avete la febbre quando vi sentite freddi e depressi, dovreste riscaldare il vostro corpo con le erbe per aiutare una buona risoluzione della febbre. Se hai la febbre quando ti senti a disagio e nervoso, dovresti prendere delle erbe che ti aiuteranno a calmarti, a rilasciare il calore e ad alleviare il dolore in modo naturale.

Se usate in questo modo, le piante non sono effettivamente "antivirali", ma sono fortemente protettive delle risposte immunitarie a un'infezione virale nel corpo.

Anche se questi alleati a base di erbe non funzionano specificamente sull'infezione, rafforzano le difese del nostro corpo contro l'agente patogeno. Ho appreso che un paio di esperti ultimamente suggeriscono che non possiamo ancora dire che le erbe hanno successo contro il coronavirus.

Da questo momento in poi, è preciso che non ci sono stati esperimenti che dimostrano una forte azione antivirale tra qualche erba e il virus specifico (speriamo di averne presto uno). In un'epidemia di virus, però, le erbe possono essere usate completamente per un aiuto specifico, spesso senza che siano specificamente antivirali. (Per aiutare una forte risposta immunitaria a un'infezione virale, vedi la ricetta popolare a base di erbe qui sotto). 3. Guarigione Se le persone usano le piante per trattare un'infezione delle vie respiratorie superiori, trovo ancora che manchi una componente vitale: la guarigione. Poiché il virus prende il sopravvento e uccide tutte le cellule nel loro sforzo di diffondersi, le infezioni virali sono dure per il corpo e vi lasceranno con la sensazione di essere stressati, lavati e profondamente esausti.

Si fa presto a ignorare il processo di guarigione nel nostro tentativo di tornare al lavoro e agli obblighi. Secondo la mia conoscenza, però, può contribuire a una maggiore malattia, o forse a periodi di recupero più lunghi. Il riposo e gli alimenti di base che sono densi di nutrienti sono ovviamente essenziali per il recupero.

Anche le erbe giocheranno un ruolo di supporto. Per cominciare, i nostri polmoni a volte sperimentano gli effetti di un virus ben dopo che gli altri segni sono svaniti. L'uso di erbe per migliorare e ripristinare la salute dei polmoni può abbreviare il processo di recupero. Dopo un'infezione delle vie respiratorie superiori ho ancora un residuo di tosse secca; l'uso di erbe demulcenti per lenire le mie membrane mucose è la mia migliore forma di placare il disagio.

Funziona così bene che mi chiedo sempre cosa fanno le persone senza erbe! Un trattamento terapeutico occidentale di vecchia data per i virus Riconoscere l'applicazione delle erbe per il raffreddore, l'influenza e altre infezioni virali

Statistiche sulla medicina alternativa che aprono gli occhi

Secondo uno studio dell'American Society of Clinical Oncology, quasi il 40% degli americani ritiene che il cancro possa essere trattato solo con trattamenti naturali. Questo è preoccupante, poiché la ricerca suggerisce che i pazienti che usano le medicine complementari hanno livelli di mortalità molto più alti rispetto ai trattamenti tradizionali del cancro.

Le parole "alternativa", "complementare" e "stile di vita" sono usate per definire diverse forme di beni, attività e procedure che non fanno parte della terapia convenzionale o tradizionale. Il trattamento alternativo si applica alla consulenza non tradizionale impiegata al di fuori del trattamento convenzionale, mentre la consulenza complementare comporta tipicamente approcci utilizzati in concomitanza con la terapia regolare. La medicina dello stile di vita è una disciplina più giovane che definisce la sua filosofia come evitare e curare le malattie attraverso un'alimentazione più sana, l'esercizio fisico e altre abitudini positive senza l'uso di farmaci.

I trattamenti complementari, in certe situazioni, fanno sentire più sicuri i malati di cancro se fatti con la terapia tradizionale e con la raccomandazione di un fornitore di assistenza sanitaria. I trattamenti alternativi ed alternativi sono anche attraenti in quanto coinvolgono la propria anatomia, i propri pensieri o tutto ciò che può essere fatto in natura. Eppure tali approcci spesso tendono erroneamente ad evitare, rilevare o gestire il cancro anche se non hanno dimostrato di funzionare con la ricerca clinica.

Quindi certi trattamenti alternativi o complementari possono essere dannosi, o addirittura letali, nel peggiore dei casi. E possono anche incasinare le operazioni di una normale cura del cancro. Quando state contemplando di perseguire qualche trattamento non tradizionale, è importante che lo affrontiate prima con il fornitore di assistenza sanitaria.

Le terapie alternative e complementari possono comportare dei pericoli

Alcune di queste terapie garantiscono il benessere utilizzando una procedura che sembra facile, sana e senza effetti collaterali negativi, ma non tutto questo è reale. Diversi problemi includono:

- Ritardare la chirurgia, le radiazioni, la chemioterapia o qualsiasi farmaco convenzionale con una medicina alternativa può causare lo sviluppo del cancro e la sua diffusione in altre aree del corpo.

- Alcuni trattamenti alternativi e olistici sono stati registrati per scatenare complicazioni mediche o addirittura morti.

- Alcune vitamine e minerali possono aumentare il rischio di cancro o di altre malattie, soprattutto se vengono presi troppo

spesso. Molte aziende non obbediscono alle linee guida della
Food and Drug Administration (FDA) sul fare correttamente le
dichiarazioni e marcare gli integratori. In certi casi, inquinanti
pericolosi possono entrare negli integratori alimentari a causa
della lavorazione o della manipolazione di questi.

Come la medicina complementare può essere utile e sicura

Diversi approcci alternativi sono stati testati e implementati per
far sentire i pazienti più sicuri quando ricevono il trattamento di
routine del cancro sotto supervisione medica. Le fonti possono
coinvolgere lo yoga per la riduzione della nausea, il tè alla menta
piperita o allo zenzero, o la visualizzazione controllata per
aiutare ad alleviare il disagio e il dolore durante le procedure
mediche.

È dubbio che diverse terapie alternative infliggano danni e non
siano in conflitto con la diagnosi di cancro.

- L'agopuntura può aiutare con un disagio moderato e
  alcune forme di nausea.
- L'arteterapia o la musicoterapia possono promuovere il
  recupero e migliorare la qualità della vita.
- Il biofeedback utilizza strumenti di screening per aiutare
  gli utenti a raggiungere la conoscenza cognitiva sulle
  funzioni corporee normalmente regolate inconsciamente,

come il ritmo del polso, la pressione sanguigna, la temperatura, la sudorazione e la tensione muscolare.

- Secondo alcuni rapporti, la terapia di massaggio può ridurre al minimo la tensione, l'ansia, la depressione e il dolore e migliorare la vigilanza.
- La preghiera e la meditazione aiutano coloro che superano gli effetti collaterali mentali legati al cancro.
- Per alcuni uomini, si è visto che il Tai chi e lo yoga aumentano la forza e la coordinazione.

Segnali di pericolo

Quando si contempla l'utilizzo di un'altra procedura diversa dalla pratica medica tradizionale basata sull'evidenza, è importante parlare prima con il team di assistenza sanitaria.

- Diffidate di qualsiasi farmaco che pretende di guarire il cancro o altre malattie impossibili da gestire (come l'esaurimento persistente, la sclerosi multipla, l'AIDS, ecc.) È necessario notare che queste affermazioni non sono state confermate.
- Diffidate di qualsiasi farmaco che sembra non fornire vantaggi in termini di effetti collaterali. Anche le piante e gli integratori possono avere effetti collaterali. A meno che il farmaco sia pubblicizzato come privo di effetti collaterali, sicuramente non è stato testato in studi clinici completi, dove gli effetti collaterali possono essere identificati.

- Diffidate dei sostenitori che criticano l'establishment medico o scientifico o che vi consigliano di non cercare cure mediche convenzionali o normali.

- Attenzione alle procedure a cui si può accedere in una sola clinica, soprattutto se la clinica si trova in una nazione con norme sulla privacy del paziente meno severe di quelle degli Stati Uniti o dell'UE.

- Diffidate di parole come "scoperta medica", "cura miracolosa", "ingrediente magico" o "rimedio classico". Attenzione alle notizie che riportano risultati impressionanti ma non includono prove empiriche chiare.

- Scopri su chi aiuta o utilizza l'istruzione e il curriculum per aiutarti. Scopri se sono medici, anche se sono professionisti del trattamento del cancro o dei farmaci complementari.

- Scopri se la ricerca medica o gli studi clinici hanno testato questa terapia nelle persone (non solo negli animali), e quali effetti collaterali sono stati identificati. Scopri se la terapia potrebbe farti male o interferire negativamente con alcuni farmaci o integratori.

- Scopri se i risultati sono stati riportati in pubblicazioni rispettabili attraverso l'analisi di altri scienziati che sono specialisti nella stessa area, o se sono stati pubblicizzati principalmente attraverso i media tradizionali, come romanzi, giornali, Internet, televisione, infomercials e talk show radiofonici.

Capitolo Secondo
Cos'è un virus

Un virus è un agente infettivo microscopico, e può replicarsi solo all'interno di certi organismi "cellule viventi". I virus possono invadere tutti i tipi di vita - umani, bestiame, piante e microrganismi come batteri e archei. Sono presenti praticamente in ogni ambiente terrestre, e sono la forma più comune di organismo biologico.

Inoltre, i virus sono stati caratterizzati come "organismi ai margini dell'esistenza" poiché portano materiale genetico, si replicano e crescono per selezione naturale, ma mancano della struttura cellulare che è solitamente richiesta per essere considerati vivi.

Un virus si propaga in diverse direzioni. Tra le specie gli organismi succhiasangue portano un'infezione. Molte infezioni si trasmettono con la tosse e gli starnuti, come l'influenza.

I virus come la gastroenterite virale (diarrea infettiva) si diffondono attraverso il percorso fecale - orale (che è il prodotto di un'igiene inadeguata) e vengono trasferiti da cibo e bevande da persona a persona attraverso il contatto o il raggiungimento del corpo. L'HIV è una delle malattie che si diffondono con il sangue contaminato attraverso l'interazione diretta e l'esposizione.

La cosa preoccupante di prendere un'infezione è che i farmaci non sono disponibili. I vaccini sono spesso volatili, e gli agenti patogeni, come quelli che causano l'AIDS e l'epatite virale, resistono a certe risposte immunitarie causate dal vaccino, il che contribuisce alle infezioni ricorrenti.

I cicli di crescita virale sono classificati come litici o lisogeni

La superficie del virus contiene diverse copie di una forma di proteina che si attacca, o adsorbe, direttamente a diverse copie di una proteina recettore della cellula ospite. Tale relazione stabilisce una "selezione dell'ospite" del virus, e inizia il ciclo dell'infezione. Successivamente, il DNA o RNA virale passa la membrana plasmatica attraverso il citoplasma in una delle varie forme. L'introduzione del materiale genetico può anche essere seguita da proteine virali interne, mentre tutte le proteine del capside risiedono all'esterno di una cellula infetta nel caso di alcuni batteriofagi.

Il genoma della maggior parte dei virus contenenti DNA che infettano le cellule eucariotiche viene trasferito (con alcune proteine correlate) nel nucleo delle cellule, dove spesso è contenuto il DNA cellulare, per esempio. All'interno della cellula, il DNA virale comunica con i meccanismi utilizzati dall'ospite per trascrivere il DNA in mRNA. L'mRNA virale così generato viene convertito dai ribosomi della cellula ospite, dal tRNA e dai fattori di traduzione in proteine virali.

Una micrografia elettronica di un batteriofago T4 adsorbito su una forma E. con batteri. Quando la cellula ospite ha proteine di superficie virali che comunicano con i recettori, il DNA virale viene inserito nel tessuto.

La maggior parte dei prodotti proteici virali rientrano in una delle tre categorie: enzimi specifici usati per la replicazione virale; fattori inibitori del DNA, RNA e sintesi proteica della cellula ospite; e proteine strutturali coinvolte nella produzione di nuovi virioni. Queste ultime proteine sono solitamente prodotte in quantità molto maggiori rispetto alle altre due forme. Al termine della produzione di centinaia o migliaia di nuovi virioni, la maggior parte delle cellule batteriche infette e alcune cellule vegetali e animali infette si dividono, o lisciano, rilasciando tutti i virioni in una volta sola. Tuttavia, in molte infezioni virali in piante e animali non esiste un distinto evento litico; invece, la cellula ospite morente rilascia i virioni mentre si disintegra lentamente.

Tali processi - assorbimento, ingresso, riproduzione e rilascio - caratterizzano il processo litico di riproduzione virale. L'effetto è un nuovo giro di particelle virali formate e una morte cellulare.

L'assorbimento e il rilascio di virus animali avvolti è un processo molto più complicato. In questa situazione, i virioni della cellula ospite "gemmano", guadagnando il loro guscio fosfolipidico esterno, che include principalmente glicoproteine virali.

Per E vengono dimostrate le fasi del processo di replicazione litica di un virus non sviluppato. Batteriofago T4, che ha un genoma di DNA a doppio filamento. Durante l'adsorbimento (fase 1), le proteine virali del mantello (sulla punta della coda in T4) si associano con specifiche Dimostriamo il processo litico dei virus avvolti con il virus della rabbia, il cui nucleocapside consiste in un genoma di RNA a singolo filamento accompagnato da diverse copie di proteina nucleocapside. Gli enzimi virali per la produzione di mRNA virale e la trascrizione del genoma virale esistono all'interno del nucleocapside dei virioni della rabbia. Il guscio del nucleocapside è un bilayer fosfolipidico che comprende diverse copie di una glicoproteina, una transmembrana virale.

Questa proteina che si lega al recettore, o "attacco", ha un ampio dominio esterno ripiegato all'esterno dell'involucro virale, un dominio di transmembrana α-elica che circonda l'involucro virale, e un piccolo dominio interno. Il dominio interno interagisce con la matrice proteica virale, che serve come collegamento tra la glicoproteina transmembrana e la proteina nucleocapside.

Le fasi del processo di replicazione litica di un virus inviluppato sono dimostrate per il virus della rabbia, che ha un genoma a singolo filamento di RNA. I componenti sistemici di questo virus sono visti a destra. Ricordate che questo virus ha un nucleocapside elicoidale.

Micrografia a trasferimento elettronico del virus del morbillo che germoglia da una membrana cellulare contaminata.

In certe situazioni, quando una molecola di DNA batteriofago raggiunge una cellula batterica, viene assorbita nel nucleo della cellula ospite, dove rimane quiescente e viene trasmessa da una generazione alla successiva come parte del Genoma della cellula. Tale relazione è definita lisogenia, che viene indicata come profago per il genoma fagico incorporato. Il DNA del profago viene innescato in tali circostanze, contribuendo alla sua escissione dal cromosoma della cellula ospite e al suo ingresso nel processo litico. Questo tipo di virus batterici sono chiamati fagi temperati. Anche i genomi di una varietà di virus animali possono essere incorporati nel genoma della cellula ospite. Il più significativo di questi è probabilmente il retrovirus, menzionato brevemente più avanti in questo saggio.

Dopo la penetrazione di E, il batteriofago subisce la replicazione litica o la lisogenia. Coli.Coli. Subito dopo la contaminazione, il

DNA lineare a doppio filamento si trasforma in una forma circolare. (A sinistra) Se le condizioni nutrizionali della cellula ospite sono favorevoli, alcuni fagi e virus animali in crescita infettano una cellula e causano lo sviluppo di nuovi virioni senza distruggere o integrare la cellula.

Malattie virali

Il virus causa molte malattie umane.

Questi includono:

- -malocchio
- Raffreddore comune e diversi tipi di influenza
- Morbillo, parotite, rosolia, varicella e herpes zoster
- epatite
- Herpes e herpes labiale
- Polio
- Rabbia
- Ebola e Hantager
- HIV, il virus che causa l'AIDS
- Sindrome respiratoria acuta grave (SARS)
- Dengue, virus Zika e Epstein Barr

Alcuni virus, come il papilloma virus umano (HPV), possono causare il cancro.

Combattere i virus

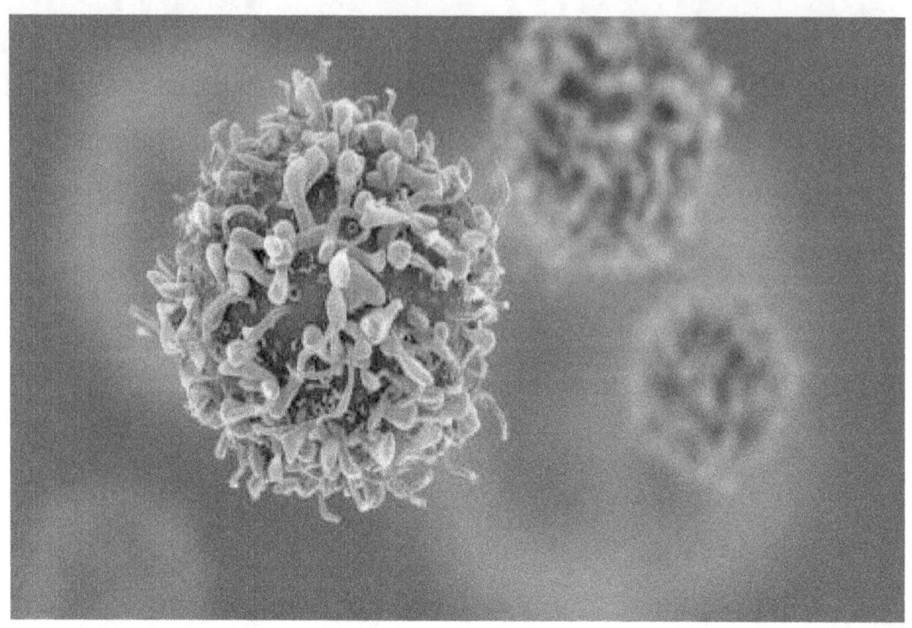

Il corpo si difende schierando cellule T che attaccano il virus.

Una volta che un virus viene riconosciuto dal sistema immunitario del corpo inizia a reagire, permettendo alle cellule di resistere all'attacco.

Il materiale genetico virale si rompe attraverso un meccanismo chiamato interferenza RNA.

Il sistema immunitario crea proteine uniche che possono attaccarsi ai virus, mantenendoli non infettivi. Il corpo invia cellule T per uccidere il virus.

La maggior parte delle infezioni virali provoca una reazione difensiva del sistema immunitario, ma virus come l'HIV e i virus neurotropi hanno modi per aggirare la protezione del sistema immunitario.

I virus di tipo neurotropico colpiscono le cellule nervose. Sono accusati di malattie come la polmonite, la rabbia, la parotite e il morbillo.

Possiamo influenzare lo sviluppo del sistema nervoso centrale (CNS) con possibili significative conseguenze ritardate e progressive.

Fagi RNA

Pochi batteriofagi di E. coli possiedono un genoma composto da RNA piuttosto che da DNA. Tali fagi sono una pronta fornitura di una specie pura di mRNA perché sono facili da evolvere in grandi numeri e perché i loro genomi di RNA spesso agiscono anche come loro mRNA.

In una delle prime osservazioni che l'mRNA avrebbe mediato la sintesi proteica senza cellule, è stato dimostrato che l'RNA di questi fagi guida la sintesi della proteina del mantello virale quando viene applicato a un campione E. Le cellule di coli comprendono tutti gli altri componenti di sintesi proteica necessari. Il genoma di un fago RNA è stato anche la prima grande molecola di mRNA ad essere sequenziata.

Tali virus, tra i più piccoli conosciuti, codificano solo quattro proteine: una RNA polimerasi per la replicazione dell'RNA virale, due proteine del capside e un enzima che dissolve la parete cellulare batterica e permette alle particelle virali intracellulari di essere rilasciate nell'acqua.

Virus del DNA (classi I e II)

Sia i virus di classe I che quelli di classe II hanno genomi composti da DNA. Forme specifiche di virus del DNA sono ampiamente utilizzate nella ricerca sulla replicazione del DNA, la struttura del genoma, lo sviluppo dell'mRNA e la trasformazione cellulare oncogena.

I virus del gruppo I contengono una singola molecola di DNA a doppio filamento (dsDNA). Il DNA virale si unisce al nucleo cellulare nel caso della forma più specifica di virus animali di classe I, dove gli enzimi cellulari trascrivono il DNA e trasformano l'RNA risultante in mRNA virale. I tipi di questi virus includono:

- Adenovirus che scatenano infezioni in diverse specie nel tratto respiratorio superiore e nel tratto gastrointestinale
- SV40 (simian virus 40), un virus di scimmia che è stato involontariamente acquisito da scimmie selvatiche nella fabbricazione di vaccini poliovirus nelle colture di cellule renali
- Herpesvirus che scatenano numerose malattie infiammatorie della pelle (es. ch). In certe persone

contaminate, il genoma dell'HPV si fonde nel cromosoma di una cellula epiteliale cervicale.

Questo evento insolito di incorporazione inizia un ciclo intensamente studiato che può contribuire alla crescita del carcinoma cervicale, una delle forme più comuni di cancro umano. I Pap test di routine condotti per diagnosticare precocemente il carcinoma cervicale sono intrapresi per riconoscere le cellule nelle prime fasi del ciclo di transizione innescato dall'incorporazione di HPV.

Il secondo tipo di virus di classe I, comunemente chiamato poxvirus, si replica nel citoplasma della cellula ospite. Il Variola, che induce il vaiolo, e la vaccinia, un poxvirus attenuato (indebolito) usato per promuovere l'immunità contro il vaiolo, sono rappresentativi dei virus di classe Ib. Questi virus molto grandi, a forma di mattone (0,1 o 0,1 o 0,2 µm) portano i propri enzimi nel citoplasma per sintetizzare l'mRNA e il DNA virale.

I virus di classe II, chiamati parvovirus ("poveri" dal latino parvo), sono virus semplici che contengono una molecola di DNA a singolo filamento (ssDNA). Molti parvovirus contengono (racchiudono) entrambi i filamenti di DNA più e meno, ma in virioni diversi; alcuni includono solo il filamento meno. In tutti i casi, il ssDNA viene copiato in dsDNA all'interno della cellula, e poi viene copiato in mRNA.

Virus a RNA (classi III - VI)

Entrambi i virus animali di categoria III-VI hanno genomi a RNA. All'interno di entrambi questi gruppi, una grande varietà di specie, dagli insetti all'uomo, sono afflitte da virus. Tali virus sono stati particolarmente utili negli esperimenti sulla sintesi e traduzione dell'mRNA (classe III); la sintesi delle glicoproteine, lo sviluppo della membrana e il trasporto intracellulare (classi IV e V); e gli oncogeni e la trasformazione cellulare (classe VI).

I virus di classe III contengono RNA genomico a doppio filamento (dsRNA). Il filamento di RNA negativo funge da base per la sintesi dei filamenti di mRNA positivo. I virioni di tutti i virus di classe III attualmente riconosciuti hanno genomi che comprendono 10 - 12 diverse molecole di RNA a doppio filamento, ciascuna delle quali codifica uno o due polipeptidi. Si dice anche che questi virus abbiano genomi "segmentati". Per tali virus, il virione stesso include una collezione completa di enzimi che possono usare il filamento meno dell'RNA genomico come base per la sintesi di mRNA sia in provetta che dopo la replicazione nel citoplasma della cellula. I virus di classe III sono stati usati come fonte di mRNA puro in una varietà di esperimenti critici.

I virus di classe IV producono un singolo filamento di RNA più genomico che è simile all'mRNA virale. È contagioso da solo, poiché l'RNA genomico codifica le proteine. L'RNA genomico viene tradotto in un filamento meno durante la riproduzione dei virus di classe IV, e poi serve come base per la produzione di ulteriori filamenti più, o mRNA. Ci sono due forme riconosciute di virus di classe IV. Le proteine virali sono sintetizzate per la prima volta nei virus di classe IVa, caratterizzati dal poliovirus, come un lungo filamento polipeptidico, o poliproteina, da una singola molecola di mRNA, che viene poi scisso per produrre le diverse proteine funzionali.

I virus del gruppo IVb sintetizzano due o più specie di mRNA in una cellula ospite. Ognuno di questi mRNA è simile per durata all'RNA genomico del virione; l'altro si riferisce alla porzione 3′ dell'RNA genomico. Gli mRNA sono poi convertiti in poliproteine. Un numero significativo di virus non comuni trasmessi dagli insetti sono classificati nella classe IVb, compreso il virus Sindbis e quelli che causano la febbre gialla e l'encefalite virale nell'uomo. Tali virus erano una volta chiamati arbovirus (virus trasmessi da artropodi), ma ora sono chiamati togavirus (dal latino toga, copertura), poiché un guscio lipidico copre i virioni.

I virus di classe V producono una singola catena negativa di RNA genomico, la cui sequenza completa quella dell'mRNA virale. L'RNA genomico nel virione serve come base per la sintesi dell'mRNA ma non contiene le proteine stesse. Si possono distinguere due forme di virus di classe V. Una singola molecola di RNA è il genoma dei virus di classe Va, che contiene i virus che causano il morbillo e la parotite.

Una RNA polimerasi virus-specifica presente nel virione catalizza la sintesi di più mRNA dalla catena del template genomico, ognuno dei quali codifica una singola proteina. I virus di classe Vb, caratterizzati dai virus dell'influenza, hanno genomi segmentati; ogni segmento serve come modello per la sintesi di un altro genere di mRNA. Nella maggior parte dei casi, ogni mRNA prodotto da un virus di classe Vb codifica una singola proteina; inoltre, per produrre due proteine distinte, alcuni mRNA possono essere letti per due frame separati.

Come per i virus di classe Va, un virione di classe Vb contiene una polimerasi virus-specifica che catalizza la sintesi dell'mRNA virale. Mentre in assenza della polimerasi virus-specifica, l'RNA genomico (un filamento meno) in entrambe le forme di virus di classe V non è contagioso. L'RNA polimerasi dell'influenza avvia un processo speciale per sintetizzare l'mRNA in crescita.

La polimerasi taglia 12 - 15 nucleotidi dall'estremità 5′ di un mRNA cellulare o di un precursore di mRNA nel nucleo della cellula ospite; questo oligonucleotide serve come "primer" che viene allungato dalla polimerasi per formare mRNA virali (+), utilizzando l'RNA genomico (-) come riferimento.

I virus di classe VI sono virus avvolti che hanno due sequenze di RNA più simili nel loro genoma. Questi virus sono anche classificati come retrovirus, perché il loro genoma di RNA guida la creazione di una molecola di DNA. Alla fine, la molecola di DNA serve come base per la sintesi dell'mRNA virale.

In primo luogo un enzima virale chiamato trascrittasi inversa converte il genoma RNA virale in un filamento di DNA meno; lo stesso enzima catalizza poi la sintesi di un filamento complementare più.

Il dsDNA risultante viene inserito nel DNA cromosomico della cellula contaminata. Infine, il DNA provirale combinato viene trascritto in (+) RNA dal macchinario della cellula, convertito in proteine virali o impacchettato nelle proteine del mantello del virione per formare virioni progenitori che vengono liberati dalla membrana della cellula ospite tramite gemmazione. Poiché la maggior parte dei retrovirus non distruggono le loro cellule ospiti, possono moltiplicare le cellule infettate, creando cellule figlie con DNA provirale incorporato. Alcune cellule figlie procedono a trascrivere i virioni figli con DNA provirale e fioriscono.

Fase di vita retrovirale: I retrovirus hanno due versioni simili di un genoma a singolo filamento di RNA più e una membrana esterna che comprende glicoproteine virali che sporgono. Molti retrovirus portano geni cancerogeni (chiamati oncogeni) dopo che le glicoproteine avvolgenti in un virione si associano con una specifica proteina di membrana della cellula ospite. Le cellule contaminate da questi retrovirus sono convertite incogenicamente in cellule tumorali. Esperimenti con retrovirus oncogeni (soprattutto virus di uccelli e topi) hanno mostrato qualcosa sui meccanismi che contribuiscono alla trasformazione oncogena. Il virus linfotrofico delle cellule T umane (HTLV), che causa un tipo di leucemia, e il virus dell'immunodeficienza umana (HIV), che causa la sindrome da immunodeficienza acquisita (AIDS), sono tra i retrovirus umani riconosciuti.

Entrambi questi virus possono invadere solo diversi gruppi di cellule, specialmente alcune cellule del sistema immunitario e, nel caso dell'HIV, alcuni principali neuroni e cellule gliali del sistema nervoso. Solo queste cellule hanno recettori di superficie cellulare che si associano alle proteine virali, tenendo conto della specificità di questi virus nelle cellule ospiti.

Riassumere i virus

- I virus sono agenti patogeni intracellulari che si moltiplicano solo quando diverse cellule ospiti vengono compromesse. L'infezione virale avviene quando le proteine sulla superficie di un virione si attaccano sulla superficie delle cellule ospiti a diverse proteine recettrici. La natura di questa relazione è ciò che definisce la "selezione dell'ospite" di un virus.

- Oltre ad essere gli agenti causali di diverse malattie, i virus sono strumenti essenziali nello studio della biologia cellulare, specialmente negli studi di sintesi macromolecolare.

- Il test delle placche può essere utilizzato per elencare e replicare i virus. Tutti i virioni in una singola placca costituiscono un clone originato dallo stesso virione parentale che ha corrotto la prima cellula della placca al centro.

- Le singole particelle virali (virioni) comprendono tipicamente genomi di RNA o DNA, accompagnati da diverse copie di una o un numero limitato di proteine del mantello che formano il nucleocapside. Un bilayer fosfolipidico, o guscio, copre il nucleocapside di molti virus animali.

- I ribosomi e gli enzimi della cellula ospite vengono utilizzati durante la replicazione litica per rilasciare le proteine virali, che poi duplicano il genoma virale e lo inseriscono nei mantelli virali. Dopo la lisi cellulare o la disintegrazione graduale, i molteplici virioni progenie formati all'interno di una singola cellula infetta alla fine si liberano. I nucleocapside di progenie dei virus avvolti vengono rilasciati dalla gemmazione della membrana della cellula ospite in cui vengono incorporate le proteine di membrana virali.

- Alcuni virus batterici (batteriofagi) possono sperimentare la lisogenia in seguito all'infezione della cellula ospite. In questo scenario, il genoma virale viene inserito nei genomi delle cellule ospiti, creando un profago che si ripete insieme al genoma dell'ospite. Un profago inizia il processo litico quando viene attivato correttamente.

- Tutti i retrovirus e alcuni altri virus animali possono incorporare i loro genomi nei cromosomi delle cellule ospiti. In certi casi, questo contribuisce alla proliferazione cellulare irregolare e alla successiva crescita del cancro.

- I virus ricombinanti possono essere usati come vettori per il trasferimento (trasferimento) di geni scelti nelle cellule. In questa strategia, certi geni sono sostituiti con i geni virali necessari per il processo litico. L'uso di vettori virali per la terapia genica è ancora agli inizi, ma ha un enorme potenziale per curare varie malattie.

Capitolo terzo

Infezioni respiratorie virali e loro trattamenti

Ci sono diversi tipi di virus che possono interrompere le vie di ventilazione e indurre malattie respiratorie come il raffreddore o l'influenza.

Il virus dell'influenza, il virus respiratorio sinciziale, il virus parainfluenzale, l'adenovirus, il rinovirus, il metapneumovirus umano e l'enterovirus sono diversi virus respiratori comuni.

La trasmissione del virus dell'influenza e la contaminazione con il virus respiratorio sinciziale non sono elencate qui perché sono riportate altrove.

Come si diffondono le infezioni respiratorie virali

Un'infezione respiratoria virale può diffondersi quando la persona infetta parla, tossisce o starnutisce nell'aria. Le goccioline nell'aria possono essere inalate dalle persone vicine. Il virus può anche diffondersi attraverso il contatto diretto con i pazienti o indirettamente con mani, tessuti o altri oggetti contaminati da secrezioni di naso e gola.

Le infezioni da enterovirus e adenovirus si diffondono anche contaminando mani o oggetti con feci infette.

Segni e sintomi

Segni e sintomi variano a seconda del particolare virus che causa la malattia. La maggior parte dei virus respiratori causa sintomi simili al raffreddore o all'influenza.

I sintomi e i segni comuni includono:

- febbre

- tosse
- Naso che cola
- starnutire
- mal di gola
- mal di testa
- Dolore muscolare
- fatica
- Discomfort (sensazione di disagio).

La maggior parte delle persone migliorerà in pochi giorni.

A volte la malattia può causare complicazioni. Il tipo di complicazioni dipende dal particolare virus, ma può includere:

- Polmonite (infezione o infiammazione dei polmoni)
- Bronchiolite (piccole vie aeree infiammate)
- Anca
- Sinusite
- Meningite (infiammazione del cervello e dell'endometrio spinale)
- Encefalite (infiammazione del cervello).

Diagnosi

I test di laboratorio non sono sempre necessari. Tuttavia, le infezioni possono essere confermate da test di laboratorio del muco del naso o della gola.

Periodo di incubazione

(Tempo dall'infezione alla comparsa dei sintomi)

Di solito da 1 a 10 giorni, a seconda del virus

Periodo infettivo

(Il tempo in cui una persona infetta può infettare gli altri)

Il periodo di infezione varia ampiamente e dipende dal particolare virus. Tuttavia, le infezioni respiratorie virali sono di solito le più contagiose entro pochi giorni dai sintomi. In alcuni casi, una persona infetta può rilasciare (o liberare) il virus (e quindi rimanere infettiva) per un periodo di tempo dopo essersi ripresa dall'infezione.

Trattamento

Le infezioni respiratorie virali lievi non richiedono un trattamento speciale. La maggior parte delle persone guarisce riposando e bevendo molti liquidi. Il paracetamolo può essere usato per alleviare i sintomi, ma deve essere usato secondo le istruzioni del produttore. A meno che non sia stato specificamente consigliato dal medico, l'aspirina non dovrebbe essere usata nei bambini sotto i 12 anni di età.

I farmaci antivirali possono essere usati per infezioni respiratorie virali gravi o a lungo termine, come le infezioni da virus dell'influenza. Gli antibiotici non aiutano anche se vengono prescritti spesso.

Quando consultare un medico

Se sei preoccupato per i tuoi sintomi o hai uno dei seguenti, consulta un medico:

- I sintomi peggiorano
- Respiro corto
- Difficoltà di respirazione
- confuso
- Incapacità di mantenere il flusso di liquidi a causa del vomito
- Sintomi di disidratazione (come vertigini o molta meno urina del normale quando si sta in piedi).

Prevenzione

Le infezioni respiratorie virali possono essere prevenute da:

- Se non stai bene a causa di un'infezione respiratoria virale, stai lontano da asili, scuole e luoghi di lavoro finché non ti riprendi.

- Lavarsi le mani il prima possibile dopo aver starnutito o tossito, e dopo aver toccato lo scarico dal naso e dalla gola o oggetti sporchi di queste cose. Usare acqua e sapone o salviette per le mani a base di alcol.

- Coprire la tosse o lo starnuto con un fazzoletto o un braccio. Smaltire immediatamente i fazzoletti di carta usati e lavarsi le mani.

- Pulire regolarmente tutte le superfici a contatto frequente con un panno inumidito con un panno per la pulizia o con dell'alcool abbondante.

- Evitare di condividere bicchieri, bicchieri e utensili da cucina con persone con infezioni respiratorie.

Capitolo quarto

Infezioni da encefalite virale e loro trattamenti

L'encefalite è una grave infiammazione cervicale. La maggior parte dei casi è scatenata da un'infezione batterica o da un attacco errato al tessuto cerebrale da parte del sistema immunitario.

L'encefalite è responsabile di altri 19.000 ricoveri, 230.000 giorni di degenza e 650 milioni di dollari di spese di ricovero negli Stati Uniti.

Nel gruppo con infezione da HIV, si verifica circa il 15% dei casi di encefalite.

Cos'è l'encefalite

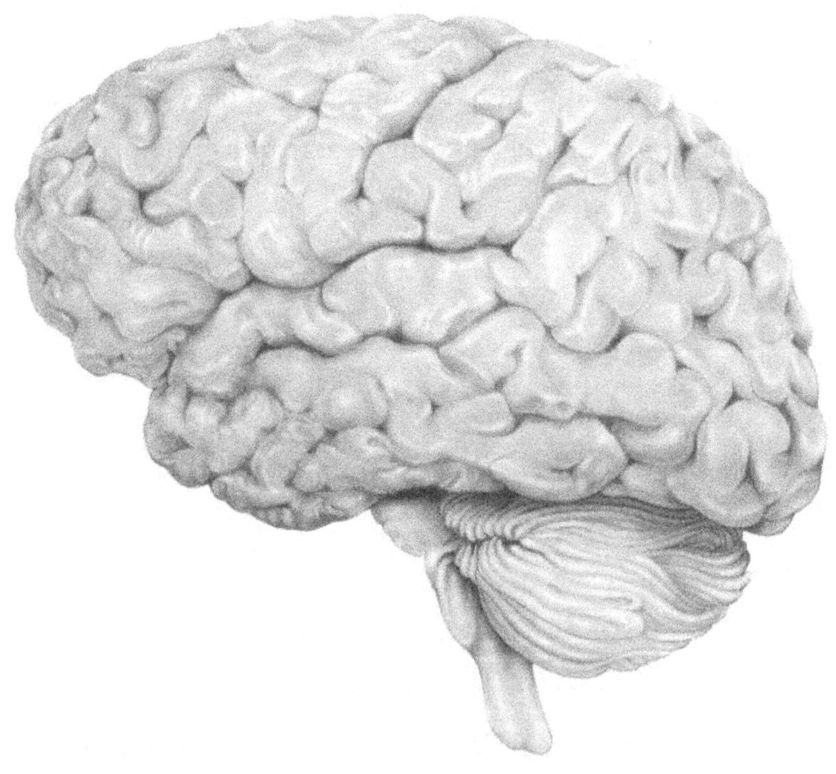

L'encefalite è un'infiammazione cerebrale acuta (gonfiore) che è tipicamente scatenata da un'infezione virale o dal sistema immunitario del corpo stesso che attacca erroneamente il tessuto cerebrale.

"Acuto" in medicina implica che si verifica improvvisamente e progredisce rapidamente; questo tipicamente include un trattamento intensivo.

Un'infezione virale è la causa più comune. A causa dello sforzo del corpo per respingere l'infezione, il cervello si infiamma.

L'encefalite si verifica in 1 caso su mille di morbillo.

Comunemente, l'encefalite inizia con febbre e mal di testa. Gli effetti aumentano rapidamente e possono verificarsi allucinazioni (crisi), agitazione, sonnolenza, mancanza di controllo e persino coma.

L'encefalite è spesso pericolosa per la vita, anche se è poco comune. La mortalità dipende da una varietà di variabili, tra cui l'incidenza della malattia e il sesso.

I pazienti più giovani continuano a riprendersi da molti problemi di salute cronici, mentre i pazienti più anziani sono a più alto rischio di infezioni e mortalità.

Quando il cervello o il midollo spinale hanno un'infezione virale evidente, è considerata encefalite primaria. L'encefalite secondaria si applica a una malattia che è iniziata altrove nel corpo e poi si è diffusa al cervello.

Tipi

Diversi casi di encefalite hanno cause multiple.

- L'encefalite giapponese si diffonde attraverso le zanzare
- L'encefalite da zecche si diffonde attraverso le zecche
- La rabbia può diffondersi tramite il morso dei mammiferi
  C'è un'encefalite principale o secondaria.

L'encefalite primaria o contagiosa può sorgere quando il cervello è contaminato da un fungo, un virus o un batterio.

L'encefalite secondaria, o post-infettiva, avviene quando il sistema immunitario risponde a un'infezione precedente e prende di mira il cervello per errore.

Segni e sintomi

Di solito il paziente ha tosse, dolore e fotofobia (eccessiva sensibilità alla luce). Possono verificarsi anche insufficienza generale e confische.

Sintomi meno frequenti Una persona può anche soffrire di rigidità nucale (rigidità del collo), che può far sì che la meningite sia mal diagnosticata. Le braccia possono essere rigide, lentezza e goffaggine. Inoltre, il paziente può sentirsi sonnolento e avere la tosse.

In casi estremi l'individuo può soffrire di mal di testa molto significativi, diarrea, affaticamento, depressione, disorientamento, perdita di memoria, difficoltà di parola, disturbi dell'udito, allucinazioni, così come convulsioni e probabilmente coma nei casi più gravi. L'individuo può diventare violento, in alcune situazioni.

Negli adolescenti Inizialmente, l'encefalite nei bambini piccoli e nei neonati diventa più difficile da identificare. I genitori o i tutori osserveranno la diarrea, una fontanella sporgente (la regione sensibile nella parte superiore del centro della testa), urla incessanti che non diventano più facili finché il bambino non viene preso in braccio e confortato, e rigidità del corpo.

Cause

L'encefalite può crescere come conseguenza di un'infezione diretta di virus, batteri o funghi nel cervello, o quando il sistema immunitario reagisce a un'infezione precedente; il sistema immunitario prende erroneamente di mira il tessuto cerebrale.

L'encefalite principale (infettiva) può essere classificata in tre grandi gruppi di virus: virus specifici, tra cui HSV (herpes simplex virus) e EBV (Epstein-Barr virus) Virus infantili, tra cui Arbovirus (diffusi da zanzare, zecche e altri insetti), tra cui encefalite giapponese, encefalite del Nilo occidentale ed encefalite da zecca. I sintomi tendono a verificarsi giorni dopo la diagnosi iniziale, o anche settimane dopo. Il sistema immunitario del paziente riconosce e prende di mira le cellule cerebrali sane come specie aliene. Possiamo anche non sapere perché questo scatena il malfunzionamento del sistema immunitario.

L'origine precisa della malattia non è riportata in più del 50% dei casi di encefalite.

L'encefalite è più probabile che abbia un impatto su neonati, adulti anziani, individui con un sistema immunitario compromesso e individui che vivono in luoghi dove sono prevalenti zanzare e zecche che trasmettono particolari virus.

Informazioni rapide sull'encefalite

Diversi punti principali sull'encefalite sono qui. L'articolo chiave include ulteriori descrizioni e materiale di supporto.

- I segni possibili includono nausea, fotofobia e vomito
- L'encefalite è occasionalmente pericolosa per la vita

- L'encefalite colpisce più spesso i neonati, gli adulti anziani e le persone con un sistema immunitario indebolito
- Solo un paio di farmaci antivirali possono curare efficacemente l'encefalite
- I problemi di encefalite possono comportare convulsioni e mancanza di memoria. I ricercatori stanno cercando di espandere lo spettro antivirale a certi patogeni 'parenti'.

Benefici di un antivirale

È impegnativo concepire farmaci antivirali sicuri ed efficienti, poiché i virus si sostituiscono alle cellule dell'ospite. Questo rende impossibile identificare dei bersagli per i farmaci che interagiscano con il virus senza danneggiare nemmeno le cellule dell'organismo ospite. Il grande problema nella produzione di vaccini e farmaci antivirali è anche legato all'eterogeneità del virus.

L'avvento degli antivirali è il risultato di una comprensione notevolmente ampliata della funzione genetica e molecolare degli organismi, permettendo ai ricercatori biomedici di riconoscere l'origine e l'attività dei virus, di passi significativi nella scoperta di farmaci innovativi, e dell'onere messo sulla professione medica per affrontare il virus dell'immunodeficienza umana (HIV), la fonte delle immunodeficienze acquisite

Negli anni '60, i primi potenziali antivirali sono stati sviluppati principalmente per far fronte ai virus dell'herpes, e sono stati scoperti utilizzando i metodi convenzionali della scoperta di farmaci per tentativi ed errori. I ricercatori sviluppavano colture cellulari, infettandole con il virus obiettivo. Hanno poi inserito delle sostanze chimiche nelle culture che ritenevano potessero sopprimere l'infezione virale, e hanno studiato come la quantità di virus aumentava o diminuiva nelle culture. Per un'analisi più approfondita, sono state scelte le sostanze chimiche che sembravano avere un impatto.

Si trattava di un processo che richiedeva molto tempo, che richiedeva un successo o un fallimento, e in assenza di una chiara comprensione del comportamento del virus bersaglio, trovare antivirali di successo che avessero pochi effetti collaterali non era produttivo. Solo negli anni '80, dopo che il sequenziamento genetico completo dei virus ha cominciato ad essere svelato, i ricercatori hanno cominciato a capire in profondità come funzionano i virus, e precisamente quali sostanze chimiche erano necessarie per contrastare il loro processo riproduttivo.

Ciclo di vita del virus

I virus sono costituiti da un genoma e spesso da un certo numero di enzimi contenuti in una capsula proteica (chiamata capside) e spesso riempita da un foglio di lipidi (spesso chiamato envelope). I virus non possono replicarsi da soli, e quindi si diffondono per creare cloni di se stessi soggiogando una cellula ospite, creando così la generazione successiva.

Gli scienziati che si concentrano su questi approcci di ingegneria antivirale "fair drug design" hanno cercato di colpire i virus in qualsiasi punto del loro ciclo vitale. Diverse piante di funghi sono note per possedere diverse sostanze chimiche antivirali con forti risultati sinergici. I composti derivati dai corpi fruttiferi e dai filtri di vari funghi hanno un'ampia gamma di attività antivirali, ma lo sviluppo attivo e la distribuzione di questi composti come prima linea antivirale sono ancora lontani. I cicli di vita virali differiscono in base alla forma di virus e alle loro particolari specificità, ma entrambi seguono uno schema comune:

- Attaccamento a una cellula ospite.
- Attivazione del gene virale e possibilmente attivazione dell'enzima nella cellula ospite.
- Replicazione della parte virale che utilizza il macchinario della cellula ospite;
- Assemblaggio della porzione virale in particelle virali complete;
- Rilascio di particelle virali per uccidere le cellule ospiti fresche;

Erbe con attività antivirale

Fin dai tempi antichi, le piante sono state usate come trattamenti naturali per varie malattie come le infezioni virali.

Alcune erbe aiutano a combattere i virus grazie alla loro varietà di composti vegetali attivi, e sono favorite dai professionisti della medicina naturale.

Intorno allo stesso periodo, ricerche umane abbastanza limitate sostengono la potenza di certe piante, quindi dovreste maneggiarle con un grano di sale.

Ci sono poche erbe che hanno una buona caratteristica antivirale.

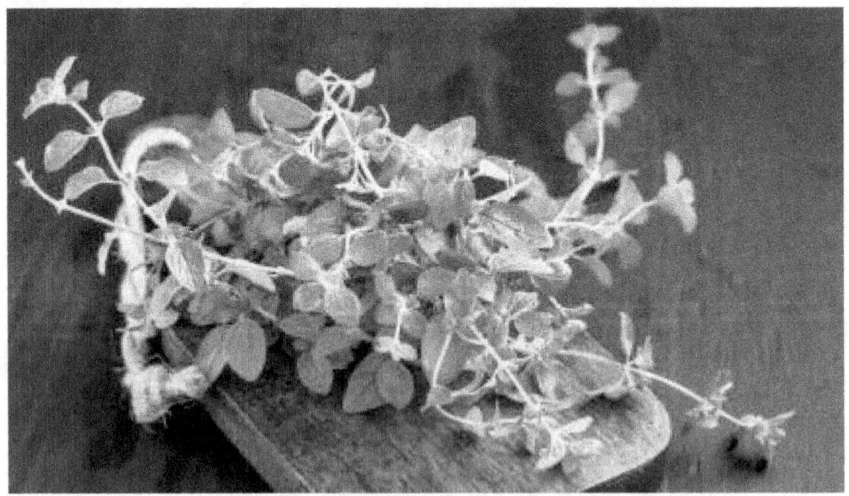

La foglia d'ulivo ha proprietà antivirali, aiutando a guarire il raffreddore comune e le malattie infettive come la candida, la meningite, la polmonite, la sindrome da fatica cronica, l'epatite B, il morbillo, la gonorrea e la tubercolosi; spesso evita le infezioni nasali, vaginali e del tratto urinario ed è una terapia naturale per l'herpes zoster.

I dati dimostrano che gli estratti di foglie d'olivo combattono efficacemente vari agenti patogeni che causano malattie, compresi alcuni virus che causano l'influenza e altre infezioni respiratorie. I composti attivi delle foglie d'olivo distruggono gli agenti patogeni infettivi e impediscono ai virus di replicarsi e di scatenare un'infezione.

Infatti, la foglia d'ulivo è così importante per il nostro benessere che la terapia con l'estratto di foglia d'ulivo ha invertito molti cambiamenti legati alle infezioni da HIV-1 in uno studio della New York University School of Medicine.

Zampa di gatto

I sudamericani hanno usato la corteccia e la base della zampa di gatto per decenni per trattare condizioni di salute come febbre, ulcere allo stomaco, malattie dell'apparato digerente e dissenteria. L'artiglio di gatto è usato come rimedio naturale contro il dolore e può anche alleviare i sintomi dell'ulcera.

La zampa di gatto ha proprietà antivirali, e l'infezione può liberarsene. Inoltre, studi avanzati stanno ricercando i loro effetti sull'HIV.

Questa potente erba è anche antinfiammatoria, antibatterica e anche antimicotica. Questo viene affrontato dai disturbi dello stomaco, come le ulcere, la sindrome dell'intestino irritabile, la colite e la sindrome dell'intestino che perde.

Il modo migliore per bere l'artiglio di gatto al giorno è quello di creare una tisana con un cucchiaio di erba in otto once di acqua.

Calendula

I petali dei fiori della calendula, a volte chiamati calendula da vaso, sono stati usati per scopi medicinali almeno dal 12° secolo.

Questa erba antivirale ha elevate quantità di flavonoidi che sono antiossidanti dipendenti dalle piante che resistono alla morte delle cellule da parte dei radicali liberi; inibisce anche i virus, l'infiammazione e i batteri.

I petali di erbe essiccate sono usati in tinture, unguenti e lavaggi per trattare infezioni, ustioni, ferite e tagli.

Secondo l'University of Maryland Medical Center, le gocce per l'orecchio contenenti calendula sono frequentemente usate per

trattare le infezioni dell'orecchio dei bambini e gli studi di
ricerca non hanno registrato effetti nocivi.

Origano

L'origano è un'erba in crescita che è rinomata nella famiglia
della menta per le sue eccezionali qualità medicinali. I composti
della pianta offrono proprietà antivirali, tra cui il carvacrolo.

L'olio di origano e il carvacrolo raccolti in uno studio in provetta
hanno entrambi ridotto l'infezione da norovirus murino (MNV)
entro 15 minuti dall'esposizione.

MNV è estremamente infettivo ed è la causa principale
dell'influenza gastrica umana. È molto simile al norovirus
umano e viene utilizzato negli studi clinici, poiché il norovirus
umano è molto difficile da produrre in laboratorio (2Fonte
affidabile).

L'olio di origano e il carvacrolo hanno anche dimostrato
un'attività antivirale contro il virus herpes simplex di tipo 1
(HSV-1); il rotavirus, una grave causa di diarrea per neonati e
bambini; e il virus respiratorio sinciziale (RSV), che causa
infezioni respiratoric.

L'origano rappresenta una forte arma antivirale. L'origano di
grado medicinale è raccolto per sostituire l'olio volatile e
conservare i composti curativi; infatti ci vogliono più di 1000

libbre di origano selvatico per creare solo 1 libbra di olio di origano!

I benefici dell'olio di origano, senza gli effetti collaterali negativi, sembrano essere simili a quelli di altri antibiotici. Poiché l'origano contiene due forti sostanze chimiche con un'importante attività antibatterica e antimicotica, il carvacrolo e il timolo.

Questo è il carvacrolo che inverte le malattie infettive, così come l'asma, i tumori, i batteri e le infiammazioni.

Sage

Membro della famiglia della menta, la salvia è un'erba medicinale che è stata usata per molti anni nella medicina tradizionale per trattare le infezioni virali.

Le proprietà antivirali della salvia sono attribuite principalmente ai composti chiamati safficinolide e salvia uno che si trovano nelle foglie e nelle radici dell'erba.

L'analisi in provetta rivela che questa erba può inibire il virus dell'immunodeficienza umana di tipo 1 (HIV-1), che può portare all'AIDS. In uno studio, l'estratto di salvia ha diminuito significativamente l'infezione da HIV impedendo al virus di entrare nelle cellule bersaglio.

Si è anche visto che la salvia combatte l'HSV-1 e il vesiculovirus dell'Indiana che infetta gli animali agricoli tra cui cavalli, capre e maiali.

Basilico

Molte forme di basilico, compresi i tipi piacevoli e sacri, possono combattere alcuni patogeni virali.

Per esempio, uno studio in provetta ha scoperto che gli estratti di basilico dolce hanno effetti attivi su herpes virus, epatite B ed enterovirus, compresi composti come l'apigenina e l'acido ursolico.

Il basilico santo, noto anche come tulsi, ha dimostrato di aumentare l'immunità, il che può aiutare a combattere le infezioni virali.

In uno studio di 4 settimane su 24 persone sane, l'integrazione con 300 mg di estratto di basilico santo ha aumentato significativamente i livelli di cellule T assistenti e di cellule killer naturali, entrambe le quali sono cellule immunitarie che aiutano a mantenere e proteggere il corpo dalle infezioni virali

Finocchio

Il finocchio è un'erba dal sapore di liquore che è in grado di difendere da questi virus.

Uno studio in provetta ha mostrato che l'estratto di finocchio ha effetti antivirali positivi sui virus dell'herpes e della parainfluenza di tipo 3 (PI-3), che aiuta il bestiame a prendere le infezioni respiratorie.

Infatti, il trans-anetolo, il principale componente dell'olio di finocchio semplice, ha mostrato un'importante azione antivirale sui virus dell'herpes.

La ricerca sugli animali mostra che il finocchio può anche rafforzare il sistema immunitario e ridurre l'infiammazione, il che può anche aiutare a combattere le infezioni virali

Aglio

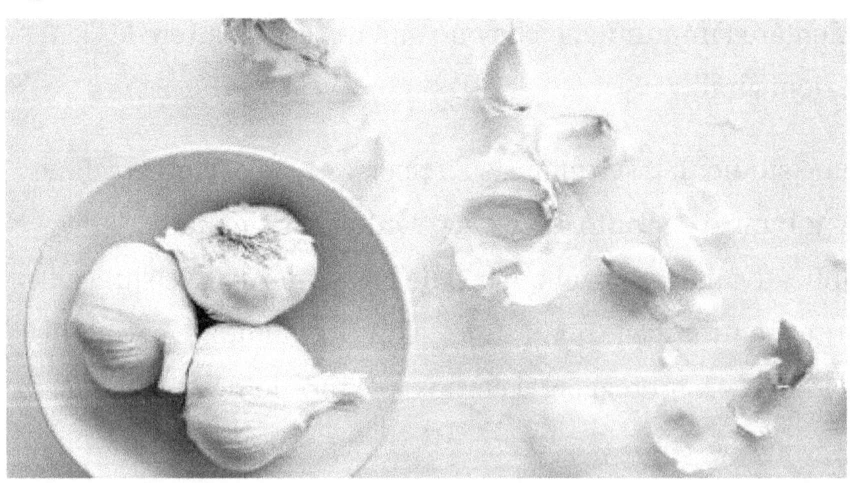

L'aglio è un crescente antidoto naturale a una grande varietà di malattie, comprese le infezioni virali.

In uno studio su 23 adulti con verruche causate dal papillomavirus umano (HPV), l'aggiunta di estratto d'aglio alle zone interessate due volte al giorno ha eliminato le verruche in tutti loro dopo 1-2 settimane.

Vecchi esperimenti in provetta notano anche che l'attività antivirale dell'aglio contro l'influenza A e B, l'HIV, l'HSV-1, la polmonite virale e il rinovirus può causare il raffreddore comune. Tuttavia, le ricerche attuali mancano di esperimenti di laboratorio e i test in provetta indicano che l'aglio attiva la reazione del sistema immunitario stimolando le cellule immunitarie attive che possono difendersi dalle infezioni virali.

Gli esperimenti sull'aglio hanno dimostrato che l'aglio - o particolari composti chimici che si trovano nell'aglio - ha un grande successo nell'uccidere innumerevoli microrganismi che sono responsabili di alcune delle malattie più dannose e rare, tra cui la tubercolosi, la polmonite, il mughetto e l'herpes.

Non solo è uno dei comuni farmaci antivirali per l'herpes, ma aiuta anche a guarire le infezioni agli occhi e serve come rimedio naturale per le infezioni dell'orecchio.

Alcuni altri vantaggi dell'aglio crudo includono la riduzione del rischio di cancro, il controllo del colesterolo, il miglioramento della salute cardiovascolare e la lotta contro la caduta dei capelli.

Schiacciare gli spicchi d'aglio e aggiungerli a un olio vettore (come l'olio d'oliva) per produrre un infuso di olio all'aglio fatto in casa. Lasciare la miscela con un tappo per circa cinque ore, poi rimuovere i pezzi d'aglio e conservare l'olio in un barattolo. Questa droga, spesso usata topicamente, può essere usata come erba antivirale per le piaghe da raffreddamento.

Puoi anche succhiare uno spicchio d'aglio fresco; se è troppo grande, potresti doverlo tagliare a metà. Mordilo una volta per digerire l'allicina e poi bevilo come una pillola d'acqua.

Melissa

La melissa è una pianta di limone comunemente usata nei tè e nei condimenti. È anche rinomata per i suoi poteri calmanti.

L'estratto di melissa è una forma ibrida di oli naturali attivi e composti vegetali che causano antivirali.

Si è scoperto che ha un'attività antivirale sull'influenza aviaria (aviaria), sugli herpes virus, sull'HIV-1 e sull'enterovirus 71, che può causare gravi infezioni nei bambini e negli adolescenti.

La menta piperita è nota per avere forti benefici antivirali, ed è comunemente aggiunta a tè, oli e tinture destinati a trattare spontaneamente le infezioni virali.

Le foglie e gli oli essenziali contengono principi attivi come il mentolo e l'acido rosmarinico che hanno proprietà antivirali e antinfiammatorie.

In uno studio in provetta, l'estratto di foglie di menta piperita ha mostrato una forte attività antivirale contro il virus respiratorio sinciziale (RSV) e ha sostanzialmente diminuito i livelli di composti infiammatori.

Rosemary

Il rosmarino è ampiamente utilizzato in cucina ma ha anche proprietà terapeutiche nella ricerca su animali e in provetta grazie ai suoi complessi composti vegetali tra cui l'acido oleanolico L'acido oleanolico ha dimostrato un'efficacia antivirale contro i virus dell'herpes, l'Aids, l'influenza e l'epatite.

Inoltre, l'estratto di rosmarino ha dimostrato un'efficacia antivirale contro i virus dell'herpes e dell'epatite A che danneggiano il fegato.

L'echinacea è uno degli ingredienti medicinali a base di erbe più popolari grazie alle sue incredibili proprietà che promuovono la salute. Molte parti dell'erba, compresi i semi, le foglie e le radici, sono usate per trattamenti naturali.

Inoltre, i nativi americani usavano l'Echinacea purpurea, un tipo che sviluppa fiori a forma di cono, per curare un ampio spettro di malattie, comprese le infezioni da virus.

Diversi studi in provetta dimostrano che alcune specie di echinacea, come E. Pallida, E. Angler, E. Purple, sono particolarmente efficaci nel trattamento delle infezioni virali come l'herpes e l'influenza.

Notevolmente, si ritiene anche che l'E. Purple abbia proprietà immunitarie, rendendola particolarmente utile per il trattamento delle infezioni virali.

L'echinacea diventa una delle piante più vendute di tutti i tempi; questo perché l'applicazione regolare di echinacea favorisce la difesa immunitaria e il benessere in generale. Risultati sostanziali suggeriscono che le sostanze fitochimiche dell'echinacea hanno la capacità di ridurre i tumori e le infezioni virali.

L'echinacea è uno dei più potenti e testati antivirali contro i virus umani. Include un composto chiamato echinaceina che impedisce ai batteri e ai virus di entrare nelle cellule sane. Quando si consuma l'echinacea si riduce notevolmente la possibilità di contrarre malattie di qualsiasi tipo.

Alcune proprietà dell'echinacea hanno la capacità di alleviare il dolore, ridurre l'infiammazione, affermare i disturbi della pelle, controllare i sintomi respiratori superiori e aumentare la salute mentale.

Sambucus

Sambucus è noto per essere una famiglia di piante di sambuco. Le bacche di sambuco sono fabbricate in una gamma di prodotti come elisir e pillole, che sono comunemente usati per trattare malattie infettive come l'influenza che il comune raffreddore.

Uno studio sui topi ha scoperto che il succo di sambuco diluito diminuisce la proliferazione del virus dell'influenza e migliora la reazione del sistema immunitario. Uno studio di quattro studi su 180 partecipanti, tuttavia, ha registrato l'integrazione di bacche di sambuco per rafforzare significativamente i sintomi delle vie respiratorie superiori causati da infezioni virali.

Liquirizia

La liquirizia è stata usata per decenni nei prodotti erboristici tradizionali cinesi e in altre pratiche naturali.

La glicirrizina, la liquiritigina e la glabridina sono solo alcuni dei principi attivi della liquirizia che hanno forti proprietà antivirali. Studi in provetta dimostrano che l'estratto di radice di liquirizia è positivo contro l'Aids, l'RSV, i virus dell'herpes e la sindrome acuta grave legata al coronavirus respiratorio (SARS-CoV), che causa un grave tipo di polmonite Radice di liquirizia.

A causa della loro sostanza triterpenoide, il Chinese Journal of Virology ha pubblicato uno studio che sostiene l'attività antivirale del nucleo della liquirizia. Un'altra ricerca del 2010 si occupa del funzionamento antiossidante, scaccia radicali liberi e immunostimolante della liquirizia.

I benefici aggiuntivi includono:

- Soluzione per il mal di gola per un sollievo immediato
- Rimedio per la tosse a base di erbe
- Protezione contro le indicazioni e i sintomi dell'intestino che perde
- Inibizione della fatica surrenale
- Rilassamento del dolore

Astragalus

L'astragalo è un'erba da fiore molto popolare nella medicina tradizionale cinese. Vanta il polisaccaride di Astragalo (APS), che ha notevoli proprietà immunostimolanti e antivirali. Test in provetta e su animali indicano che l'astragalo combatte gli herpes virus, l'epatite C e il virus H9 dell'influenza aviaria Plus, ed esperimenti in provetta indicano che l'APS può proteggere dall'infezione dell'herpes le cellule degli astrociti umani, il tipo più comune di cellule del sistema nervoso centrale. Studi scientifici hanno dimostrato che l'astragalo ha proprietà antivirali e stimola il sistema immunitario, suggerendo che possa curare il comune raffreddore o l'influenza.

Questo è uno degli antivirali che è particolarmente efficace per l'HSV. Un lavoro pubblicato nel 2004 ha valutato la potenza dell'astragalo sul virus dell'herpes simplex di tipo 1 e ha scoperto che l'erba ha un evidente impatto inibitorio.

Un altro lavoro pubblicato nel Chinese Medical Sciences Review ha indicato che l'astragalo può impedire ai topi di sviluppare il virus coxsackie B.

Non solo può servire come trattamento naturale per le infezioni virali, ma ha anche proprietà antibatteriche e antinfiammatorie ed è usato per la cura delle ferite della pelle. Questa è anche una delle piante adattogene che abbassa il cortisolo.

Ginger

I prodotti a base di zenzero, come gli elisir, le tisane e le pastiglie, sono medicine naturalmente disponibili con buone intenzioni. Lo zenzero ha dimostrato un'efficacia antivirale impressionante grazie alla sua alta concentrazione di composti vegetali attivi.

La ricerca in provetta indica che l'estratto di zenzero ha un'efficacia antivirale sull'influenza aviaria, RSV e calicivirus felino (FCV), vicino al norovirus umano. Infatti, speciali composti dello zenzero come i gingeroli e lo zingerone hanno dimostrato di prevenire la replicazione virale e di scoraggiare i virus dall'entrare nelle cellule ospiti.

Ginseng

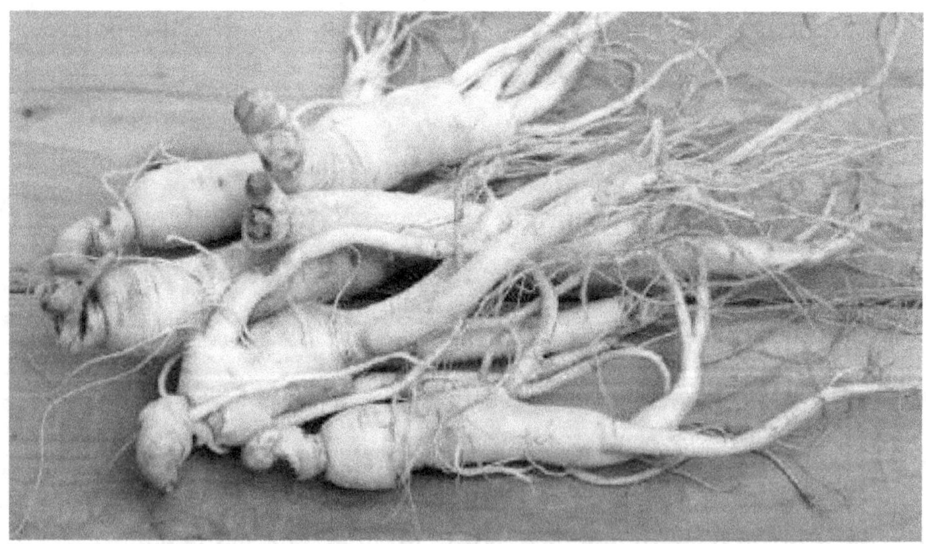

Il ginseng è la radice della pianta della famiglia Panax,
utilizzabile nelle varietà coreana e americana. È stato a lungo
utilizzato nella medicina tradizionale cinese, ed è diventato
particolarmente efficace nella lotta contro i virus.

L'estratto di ginseng rosso coreano ha mostrato grandi benefici
in studi su animali e in provetta contro RSV, virus dell'herpes ed
epatite A. Inoltre, i composti di ginseng etichettati come
ginsenosidi hanno un'efficacia antivirale contro l'epatite B, il
norovirus e i coxsackievirus che sono associati ad altre gravi
malattie - compresa un'infezione del cervello chiamata
meningoencefalite 15. Il dente di leone è ampiamente
considerato come un'erbaccia, ma è spesso ricercato per varie
proprietà terapeutiche tra cui potenziali effetti antivirali.

La ricerca in provetta indica che il dente di leone può
combattere l'epatite B, l'Aids e l'influenza. Inoltre, uno studio in
provetta ha scoperto che l'estratto di dente di leone ha impedito
la trasmissione della dengue, un virus trasmesso dalle zanzare
che causa la febbre dengue. Può essere una malattia mortale che
scatena sintomi come febbre alta, diarrea e dolore addominale

Capitolo
Consigli per la coltivazione delle erbe

Se hai intenzione di coltivare le tue erbe, prova i seguenti consigli prima di investire in piante.

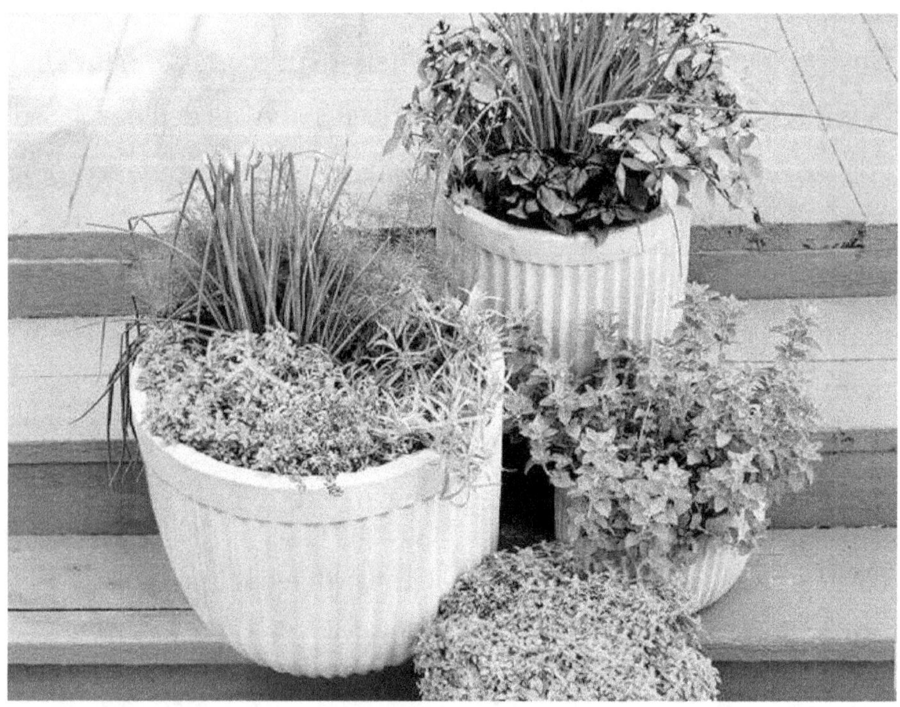

Uno dei primi elementi che dovete sapere è quali tipi di erbe valgono il vostro tempo e la vostra energia. Pensa a quale tipo di piatti tradizionali prepari. Se siete appassionati di cibo messicano, provate il cilantro; o se preparate piatti italiani con basilico e origano la maggior parte dei giorni. Decidete poi se partire con un seme da zero o acquistare una pianta già esistente. Piantare semi è sicuramente il modo più economico, ma richiede molte più informazioni ed energie. Per i principianti suggerisco di iniziare con una pianta da fiore.

Tenete a mente la quantità di tempo in cui volete le piante. Le erbe perenni come l'anice, il basilico, il coriandolo e l'aneto possono fiorire per una sola stagione e l'estate successiva dovrete acquistare una nuova pianta. Le piante biennali come il cumino e il prezzemolo vi dureranno per due stagioni, ma fioriranno solo nella seconda stagione. Le piante perenni come l'erba cipollina, il finocchio, il basilico, il dragoncello e il timo sono quelle che spendono più energia, perché fioriranno in qualsiasi stagione.

Pensate alla posizione Scoprite dove possono essere collocate le vostre piante e che tipo di luce solare avete in quella zona. Molti esperti di piantagione vi diranno quali piante cresceranno nel clima che avete da offrire. Alcune erbe come il basilico prosperano con molto sole all'aperto, mentre la maggiorana tende a stare al fresco e al chiuso. Assicuratevi di essere pronti ad arrivare in modo da poter avere tutte le conoscenze giuste per sostenere le vostre erbe condurre un'esistenza più felice.

Prendi gli strumenti giusti Se hai intenzione di coltivare le tue erbe in un vaso piuttosto che in una serra, la maggior parte dei centri di giardinaggio ti aiuterà a scegliere un contenitore per le piante. Cerca un contenitore di argilla da 8 pollici per vite, senza sovraffollamento. Avreste ancora bisogno di acquistare compost e concime per far crescere la vostra erba nel vaso, ma alcuni negozi di vivai sarebbero abbastanza bravi da coltivarla per voi senza bisogno di comprare la vostra terra. Se state coltivando qualcosa che ha bisogno di essere coperto, dovreste acquistare anche un sottovaso per tenerlo al sicuro. Se la vostra erba unica richiede qualcosa di diverso dall'acqua, consultate il team, ma la maggior parte non lo fa.

Trattatele correttamente Praticamente ogni pianta richiede almeno quattro ore di luce solare diretta. Assicuratevi di verificare con il team del vivaio quali sono i requisiti di illuminazione con la vostra specifica varietà di piante. Tenete sempre presente la temperatura. Quando una giornata è troppo calda e secca per stare all'aperto, la pianta diventerebbe sicuramente troppo calda e secca. Spostate la pianta all'ombra nei giorni estremamente caldi, se necessario, e verificate regolarmente l'asciuttezza del terreno. Assicurati di annaffiare le piante se la superficie è fredda al tatto.

Usate questo unguento naturale di primo soccorso e potrete avere un trattamento sano, veloce e molto facile da usare su graffi, punture, ferite, lividi, bruciature e graffi e tagli puliti. Questa pomata dovrebbe essere usata anche per i focolai di herpes. (Attenzione: Non usare trattamenti a base di olio e cera d'api su ferite già contaminate). Considero di usare erbe fresche leggermente appassite. Appassire durante la notte funziona benissimo nella mia zona. Le piante tipicamente perdono circa il 50% della loro acqua quando appassiscono. Ingredienti - Grande manciata di foglie fresche di piantaggine - Grande manciata di foglie e fiori freschi di achillea - Grande manciata di foglie e fiori nuovi e autorigeneranti - 1 1/4 di tazza di olio d'oliva (o altro olio di vostra scelta) - 1 oncia di cera d'api (in peso) - 40 gocce di olio di lavanda biologico (opzionale) - Barattoli o contenitori Preparazione Preparare le piante un giorno prima. Lasciatele per una notte in un luogo freddo e buio, facendole appassire e perdere parte del loro contenuto d'acqua. Il giorno seguente le piante vengono tagliate finemente. Ti piacerà un 1/3 di tazza di pianta per questo riciclo.

Mettere le piante appassite tritate finemente nella parte superiore di una doppia caldaia (o una ciotola messa sopra una pentola). Versare di nuovo l'olio. Cuocere l'olio a vapore dolcemente a bagnomaria. La temperatura precisa può essere determinata con un termometro, preferibilmente circa 100 ° F. Se l'olio è caldo al tatto, basta tenerlo d'occhio e chiudere il gas.

Continuate a scaldare l'olio per 3-5 giorni, più volte al giorno. Vi accorgerete che quando l'olio è diventato arancione, avete rimosso bene le piante, e ha le erbe aromatiche.

Filtrare la sostanza dal campo, e pesare 1 tazza di olio (se avete più di 1 tazza, la quantità in eccesso dovrebbe essere usata come un olio nutriente per il corpo; se ne avete molto poco, applicate un po' più di olio prima di avere 1 tazza). Cuocere la cera d'api a vapore molto dolcemente in una casseruola media a bassa pressione.

Quando si è raffreddato, mescolare bene e aggiungere il liquido. A questo punto è normale che la cera d'api si indurisca leggermente. Mescolare prima che si sciolga e si mescoli. Togliere dal fuoco. Collegare l'olio minerale, disponibile per la lavanda. Agitare bene.

Subito dopo, scaricare in barattoli o pentole. Lasciare riposare fino al raffreddamento e alla solidificazione completa. Appendere in un bel posto e usare all'interno di un anno. Per la copertura, spazzolare le zone sporche con un tovagliolo di carta prima di pulirlo con acqua calda e sapone.

Come fare la ricetta del sale fresco alle erbe

Usa questo sale da condimento per conservare il sapore vibrante delle erbe fresche. Il prezzemolo, l'erba cipollina e l'origano sono una deliziosa combinazione di erbe saporite, piccanti e aromatiche per rendere vivo il tuo cibo. L'uso di sale in fiocchi, come il Maldon o il fleur de sel, può renderlo un eccellente sale raffinato. Tienilo in tavola e usalo spesso! Di cosa hai bisogno...

Ingredienti

- 1/2 tazza di foglie di prezzemolo fresco tritate

- 1/4 di tazza di erba cipollina fresca tritata e fiori
- 1/4 di tazza di foglie di origano fresco tritate
- 1/2 tazza di sale in fiocchi

Preparativi

Mescolare tutte le erbe e il sale. Stendere il composto su una teglia foderata di pergamena ed evitare la luce diretta del sole.

Mescolare una volta al giorno per aerare e rompere i grumi.

Dopo che l'erba si è asciugata (circa 36-48 ore), conservare il sale alle erbe in un contenitore sigillato e utilizzarlo entro 1 mese.

Spargere un po' di sale decorativo sulle verdure e sulla carne, se necessario

Resa: circa 1 tazza

Come fare l'aceto di erbe Spring Greens

L'aceto di erbe è un ottimo modo per estrarre i minerali dalle nostre verdure fresche di primavera. Può essere usato come un cucchiaio di minerali o nei condimenti dell'insalata o nelle verdure cotte. La melassa nera opzionale aggiunge più nutrienti e lo rende leggermente dolce. Se volete fare questa ricetta senza ottenere verdure fresche, potete usare un metodo di combinazione simile per essiccare le erbe ricche di minerali, ma riempire il barattolo solo a metà. Di cosa avete bisogno.

Ingredienti

- Una piccola quantità di verdure fresche commestibili primaverili, tra cui foglie e radici di dente di leone, foglie di ortica, foglie di erba medica, foglie di piantaggine, foglie di viola, ecc.
- 2 cucchiai di melassa (opzionale)
- Circa 3 tazze di aceto di sidro di mele (almeno il 5% di acidità)

Pronto a lavorare

Raccogliete i verdi, rimuovete delicatamente tutti gli insetti, trasferiteli nella vostra nuova casa, e poi lavate i verdi se necessario per rimuovere qualsiasi polvere o detriti. Tritare le erbe in un barattolo di vetro da un quarto o un litro.

Volete che si riempiano bene senza essere troppo sciolti o farciti. Aggiungete la melassa nera, se la usate. Poi versate l'aceto di sidro di mele sulle erbe fino a riempire il barattolo.

Coprire con un coperchio di vetro o di plastica. Se non li avete, usate la carta pergamena come barriera tra l'aceto e il coperchio di metallo (l'aceto corroderà il metallo e distruggerà la partita). Agitare bene. Lasciatelo sul bancone per 2-4 settimane, scuotendolo ogni giorno.

Quando è pronto, filtrare e conservare l'aceto. Compostate le piante. È meglio conservarlo in frigorifero per una lunga durata di conservazione, ma può anche essere tenuto sul bancone. La durata di conservazione varia da 6 mesi a un anno.

Resa: 2 1/2 tazze

Conclusione

Le erbe sono state usate come cure naturali fin dall'antichità.

Le comuni erbe da cucina come il basilico, la salvia e l'origano, così come le erbe meno conosciute come l'astragalo e il sambuco, hanno effetti antivirali significativi su diversi virus che scatenano le infezioni umane.

Aggiungere queste erbe forti alla vostra dieta è facile, includendole nei vostri piatti preferiti o facendone dei tè.

Tuttavia, tenete a mente che gran parte della ricerca è stata effettuata utilizzando materiali diluiti in provette e installazioni. E non è chiaro se piccole concentrazioni di tali piante avrebbero lo stesso impatto.

Per gli oli, le tinture o altri prodotti medicinali da aggiungere, si prega di consultare il proprio fornitore di assistenza sanitaria per garantire un uso corretto.

Le sostanze fitochimiche sono importanti possibili fonti di prodotti medicinali. Potrebbe significare che il termine medicina sostitutiva dovrebbe essere usato quando ci sono poche prove scientifiche o cliniche dell'efficacia del trattamento (sostitutivo) impiegato, mentre il termine medicina sostitutiva può essere usato se ci sono prove empiriche di efficacia delle cure preventive. Questo metodo di terapia può essere considerato come una medicina alternativa nel caso di sostanze fitochimiche con proprietà terapeutiche scientificamente convalidate che possono essere utilizzate in modo sicuro insieme alle terapie mediche convenzionali.

www.ingramcontent.com/pod-product-compliance
Lightning Source LLC
Chambersburg PA
CBHW061032050726
47592CB00004B/1413